すぐできて、体が整う 手当てと習慣

150

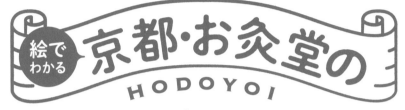

絵でわかる 京都・お灸堂の ほどよい《HODOYOI》養《YŌ》生《JŌ》

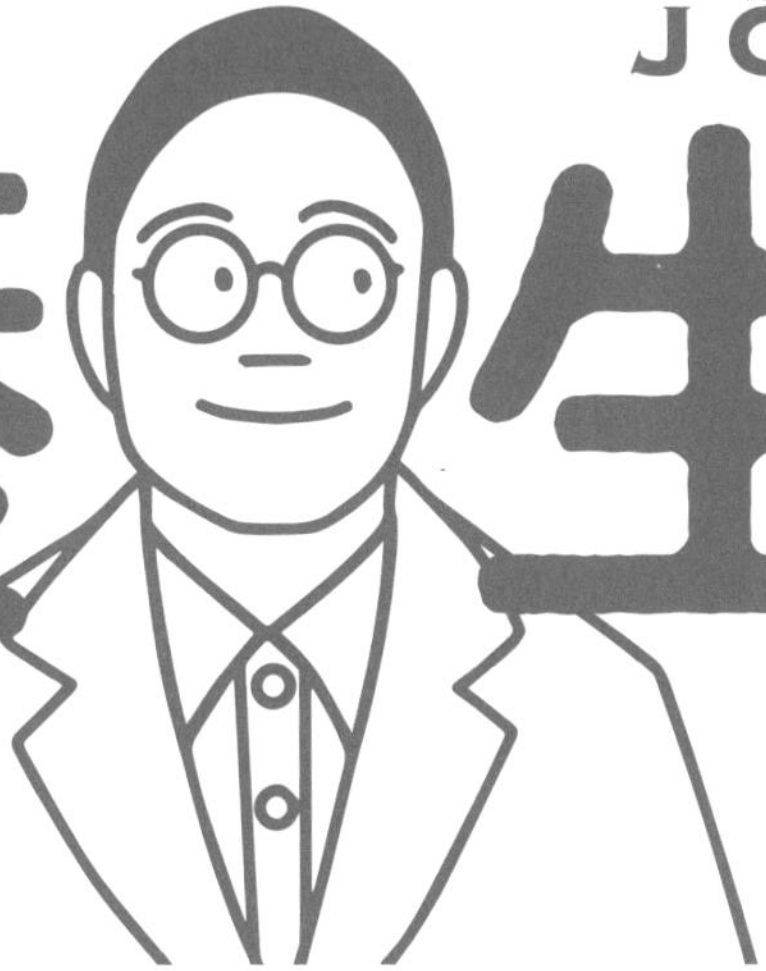

きさん

はじめに

「健康に気をつけたい」「でも何をしたらいいのかわからない」「そもそも忙しすぎて休む時間がない」こんな悩みを抱えている人はきっと多いと思います。そんなお悩みの受け皿になるのが本書で取り扱う〝養生〟です。東洋医学には病気を予防し、健やかに生活するための養生という知恵があります。

養生というと、少し難しいような印象を受けるかもしれませんが「朝、日の光を浴びる」「よく噛んで食べる」みたいなごく当たり前の自分を大事にする技術です。

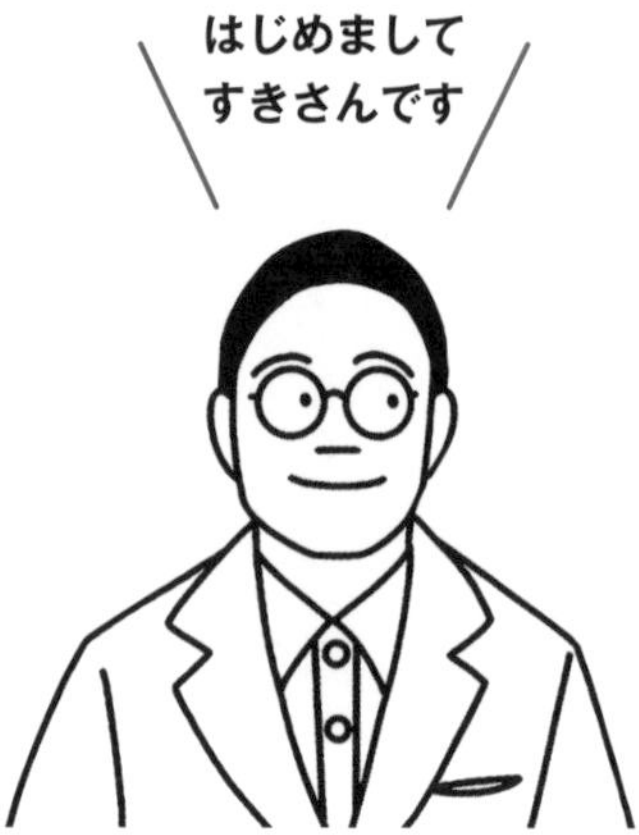

しかし当たり前、とはいったもののこれがなかなか難しい。「わかっているけどできない」というのがこの手の問題の肝《きも》だと思います。

そこで思いついたのがSNSを活用してもらう方法です。朝はすっきり目覚めるための養生、夜はぐっすり眠るための養生、疲れた夕方は目を休める養生、季節の変わり目を上手に乗り越えるための養生。そんな具合にそのとき必要な養生を、私からその都度つぶやいていく。これなら負担なく養生を実践することができるはず。そんなつぶやきから生まれたのが本書です。

毎日できるくらい簡単なこと。お金や手間ができるだけかからないこと。心地よさや発見があること。そんなほどよい養生を150個ぎゅっと詰め込みました。

タイムラインをながめるようにページをパラパラとめくり、あなたの日常にほどよい養生を付け足してみてください。一見なんでもないことばかりですが、それがあなた自身を養うことにつながっていきます。

もくじ

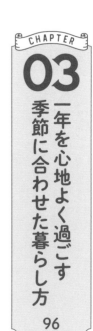

【注意】

本書で紹介している養生法を行うにあたり、持病のある方、ケガをしている方、通院中の方、妊娠中の方、体調に不安のある方など、医師またはお近くの医療機関に相談の上、慎重に行ってください。行っているときに痛みを感じたり違和感がある場合はすぐに中止してください。

養生

CHAPTER

HOW TO

00

YŌJŌ

小さいことで

体は意外と元気になる

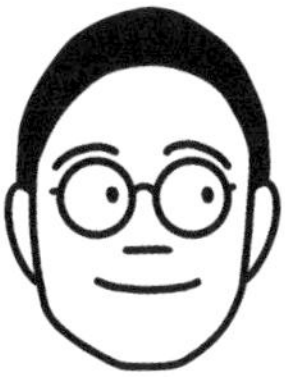

不思議なことですが、しんどいときほど特別なことをしないと元気になれないような気がしてきます。でもそんなことはありません。普段の積み重ねがそのしんどさを作っているわけですから、それをなんとかする鍵は普段、見過ごしてしまうような些細《ささい》なことの中にあるのです。小さいことで体は意外と変化します。養生は裏切りません。

元気とはしなやかさや柔軟さ

調子が悪い、しんどいときというのは否が応でもその感覚を味わうことになります。では反対に元気なときはどうなのだろう？と考えてみると、これは意外と何も意識していない状態ではないでしょうか。

とはいえ目指すべきゴールがあやふやなままでは困りますので、元気な状態というのはどんな具合なのか、改めてここで考えておきたいと思います。

元気な状態というと、あなたはひょっとしたら筋骨隆々《きんこつりゅうりゅう》としていて、痛みや不安がなく、完全に安定した完璧な状態というのをイメージしているかもしれません。でも、これはちょっと違います。

安定している状態を表す言葉に「盤石《ばんじゃく》」というものがあります。これはつまり大きな岩みたいな意味です。でも固くて丈夫な大きな岩も降り続く雨で削りとられてしまったり、ちょっとした刺激でヒビが入ってしまったりするものですし、いったんそうなれば修復するのは簡単ではありません。

それでは、私たちが目指すべき元気な姿というのはどんなものなのか？

それはいってみれば柳の木のような状態です。しなやかで柔らかい柳の木は不安定ながらも激しい雨や強い風でぽきりと折れてしまうようなことはなく、それを受け流していくことができます。

私たちの生活というのは困難や変化の連続です。だからこそ私たちは変化を受け入れられるくらいの柔らかさやしなやかさを目指す必要があります。これが養生、東洋医学で目指すべきゴールです。

しかし振り返ってみると私たちは忙しい毎日に歯を食いしばり、肩に力を入れて、体を固くして、毎日を乗り切っています。固くなった体で一日を過ごし、また翌日もそのままに過ごす。スポーツ選手でいえば怪我をしたまま手当てもせず、試合に出続けているようなものかもしれません。

そして固くなることがすっかり日常になってしまった私たちの多くは「どうすればゆるめることができるのか?」ということをすっかり忘れてしまいました。

固くなった体をゆるめるための方法は実は身の回りにあふれています。気を楽にして養っていきましょう。

元気になる秘訣は気の巡り

気持ちよく過ごすためには固く強くなるのではなく、柔軟さやしなやかさが大切だというお話をこれまでしてきました。ではどうすればそれが手に入るのか。このときに注目したいのが気の巡りです。

普段、意識することはあまりないとは思いますが大人の場合、体の約6割は水分だといわれています。水分である以上、その流れがスムーズならばサラサラと調子よく動くことができます。反対に流れが淀んでしまうとパフォーマンスは低下します。この流れや変化のエネルギーのことを東洋医学では「気」と表現します。

体に気が巡っていると、大まかに現れる変化としてはつやがあり、温かく、柔らかく、肌にほんのり赤みがあるような状態になります。反対に気が巡っていないと、つやがなく、冷えて、固く、肌が青っぽいような状態になります。

この変化からわかるように、気を巡らせることはそのまま体の健やかさにつながります。気の量が多いというのももちろん大切ですが、それ以上にきちんと巡っている状態でありたいということです。

気は年齢とともに減る。だから大人は養おう

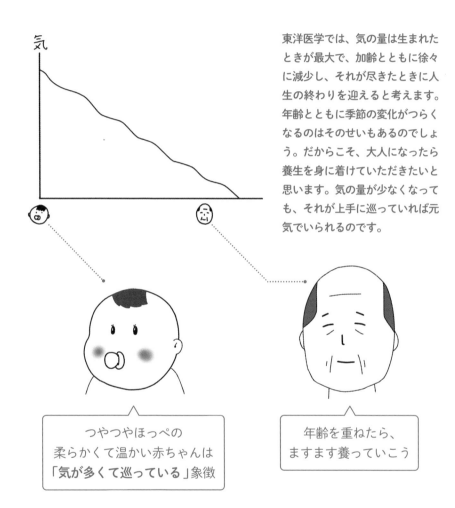

東洋医学では、気の量は生まれたときが最大で、加齢とともに徐々に減少し、それが尽きたときに人生の終わりを迎えると考えます。年齢とともに季節の変化がつらくなるのはそのせいもあるのでしょう。だからこそ、大人になったら養生を身に着けていただきたいと思います。気の量が少なくなっても、それが上手に巡っていれば元気でいられるのです。

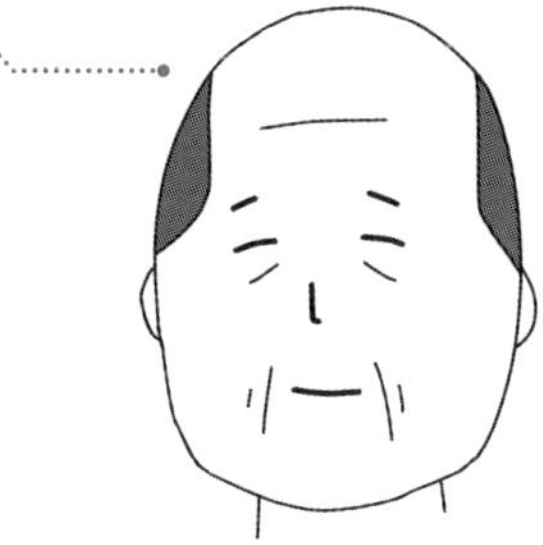

つやつやほっぺの
柔らかくて温かい赤ちゃんは
「**気が多くて巡っている**」象徴

年齢を重ねたら、
ますます養っていこう

気の巡りが悪くなると様々な不調を感じやすくなります。
養生の目的とは気の消耗を減らし、巡りを整えることで、
気持ちよく動ける体を維持することです。

体を不調にさせる
3つの原因

不意に体の調子が悪くなって、特に思い当たることがないときは……未知のウイルスとか、よくからない病気とか、そういうことを考えてしまうかもしれません（もちろんそういうことも無きにしもあらずでしょうが）。でも実際はちょっとした一言ですごく気分が落ち込んだとか、座りっぱなしの生活習慣とか、好きなものをついつい食べ過ぎてしまったとか……そういった何気ないことが体のしんどさの原因になっていることがあります。何気ない日常にひそむしんどさの原因、これを東洋医学では次の3つに分類しています。

原因❶

ストレス

（内因）

まずもっとも重要なのはストレスで、これを内因と呼びます。ストレスというと少しぼんやりした感じがしますが、具体的には感情の偏りのことをいいます。生活していると心配なことや不安なことはつきものです。それ自体は問題ではありません。ずっとゆううつ、ずっと不安などのように偏った心の状態が体を弱らせます。

原因❷

環 境

（外因）

夏の暑さでバテてしまうとか、梅雨どきの湿気で体が重だるくなるとか、このように環境が体に与える影響を外因と呼びます。気温の変化、天気、四季もそうですし、外からの影響という意味ではウイルスなどもこれに含まれます。人によって春が苦手だとか、雨が苦手みたいなことがあるかと思いますが、それは外因の影響を受けているのです。

原因❸

生活習慣

（不内外因）

朝起きてから夜眠るまでの一日の生活習慣のことを不内外因と呼びます。規則正しいリズムで、体を適度に動かして、ほどよい食事、ほどよい休養がとれていれば体も消耗することはないのですが現実はそうもいきません。座りっぱなしで動かない、なにかとスマホやパソコンを使うので目を使い過ぎる、気がついたら夜更かししてしまう……。こういった日々の積み重ねで体は消耗しています。

小さいことの積み重ねで体はよくなる

前のページ（P14〜15）では、「ストレス」「環境」「生活習慣」の3つのような何気ないことの積み重ねが、体をしんどくさせるとお話ししました。

こういったしんどさをなんとかするため、もしくは事前に予防するために養生を行っていくのですが、養生を実践していくうえで気をつけたいポイントというのがあります。それが、ここに挙げた3つ。どれも特別なことではありませんが、意外と気がつけないことだったりします。

今までの思い込みを一旦捨てるという意味でもぜひ気をつけていただきたいです。

ポイント❶

まずは落ち着くこと

私たちの生活は日々すごいスピードで進んでいてなかなかゆっくりする暇はありません。速く進んでいるときって視界が狭くなってまわりのことがわからなくなります。だからなんとなく目につきやすいものに手を出して痛い目を見たり、日常の何気ない変化に目を向けることも難しくなります。まずはペースをゆっくりと、落ち着くことからです。

ポイント❷

強い刺激は抵抗にあう

（心身の恒常性）

刺激って強いほうが変化しているのがよくわかるし、やった感も感じやすい。でもこういった刺激は反対にしんどさを生み出してしまうことも少なくありません。私たちの体や心は安定が大好きで、極端な変化を嫌います。こういうのを恒常性といいます。最初は変化に気がつかないくらいの、小さなことから始めるのが大事なんです。

ポイント❸

簡単でシンプルがよい

私たちが日常で意識してできることというのは全体の１割くらい、それ以外の９割は無意識や反応みたいなことで構成されているそうです。特別なこと、複雑なことは長続きしません。歯磨きとか、お風呂みたいに意識しなくてもできるくらい簡単なことを増やしていくのが、長い目でみると体にとってよい状態を作ることにつながります。

この本の使い方

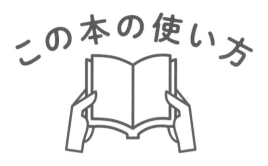

この本では養生の方法を「ゆるめる」「生活」「季節」「心」という4つのポイントに分けてお話ししていきます。どのページから読んでいただいても大丈夫です。今、気になるところから読んで生活に取り入れてみてください。

気になる不調を楽にしたい

CHAPTER 01 | P 24へ

体をゆるめて養う

私たちの体は何気ないことで巡りが悪くなって固くなり、それによって様々な不調が起こります。それらを改善するためにはその固さをゆるめてあげることが大切です。ゆるめるというとマッサージなどのケアを思い浮かべるかもしれませんけど、「温める」「ほぐす」「のばす」「動く」といった身近な何気ないことでも体をゆるめることができます。日常生活の中で特にお聞きすることが多い不調についてのゆるめ方をまとめてみました。日々のお悩みにご活用ください。

普段から
不調を予防したい

CHAPTER 02 | P 72へ

生活を整えて養う

体の悩みは普段の生活の中で、体が固くなることから作られる。そういう意味では固くなってしまってからゆるめるよりも、固くならないように生活をするというのはもっと大切。でも普段の生活のいったいどのあたりで体が固くなっているのかって、意外とわからないものです。気がつかないうちに体をしんどくさせていた……なんてことにならないように、普段の生活の中で体を養うための基本の過ごし方についてまとめてみました。地味だけどとっても大事なことです。

一年を通じて
心地よく暮らしたい

CHAPTER 03 | P 96へ

季節に合わせて養う

若くて元気なうちというのは季節や気候の変化というのもそんなに気にはなりません。でも歳を重ねたり、疲れがたまったりすると、これがなかなかこたえるものです。体に対して悪さをする気候の変化は「風」「暑さ」「湿気」「乾燥」「寒さ」など。これらが私たちの体に日々影響を与えています。私たちにできることは気候が体に与える影響について学んで、それに対する準備をすることです。季節に勝つ必要はありませんけど、季節に負けない過ごし方を。

ストレスや心の
モヤモヤをなくしたい

CHAPTER 04 | P124へ

心を養う

体は鍛えれば強くなるし、厚着をすればある程度の寒さにも耐えることができます。でも私たちの心は常にノーガードで、いろいろな影響にさらされています。心は様々なものの影響を受けていますが心《しん》身一如《しんいちにょ》という言葉もあるくらいですから、とりわけ体からの影響を受けています。たとえば、なんだかモヤモヤしちゃうときって機嫌が悪いわけじゃなくて体調が悪いって場合がけっこう多いんですよ。そんな不安定な心の養い方についてまとめました。

お灸を据えるのもおすすめ！

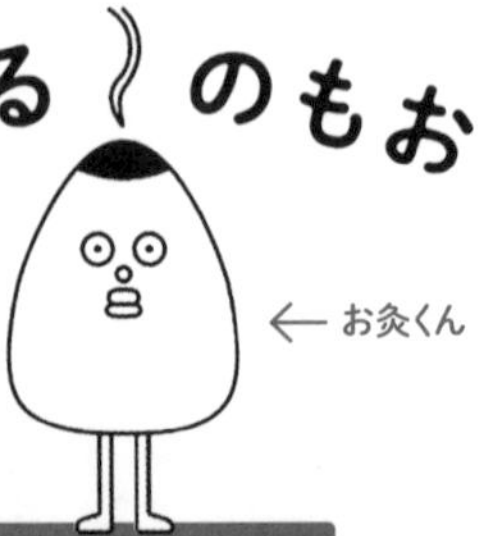

P138へ

艾（もぐさ）に火をつけて体を温めるお灸は日本に昔からあるセルフケア法です。はじめての人にとっては少しハードルが高いかもしれませんけど、その心地よさと効果は折り紙付きです。お灸専門院の院長でもある私がお灸の据え方やおススメのお灸をご紹介いたします。日々の養生にぜひ取り入れてみてください。

どんな養い方も大切なのは

ほどよいこと

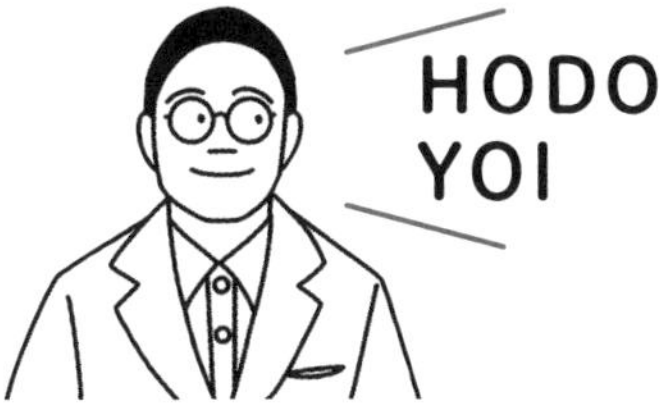

体を大事に……というとなんとなく肩に力が入ってしまいがちです。ダイエットにしても、トレーニングにしても気合いを入れて始めたものの、気がついたら忘れてしまって元通りなんてことは誰でも経験があるはずです。

特に意識していただきたいのはほどよく適当であることです。めちゃくちゃにするという適当ではなくて、いい塩《あん》梅《ばい》ですという適当。体には恒常性といって心や体のバランスをとる機能が備わっています。気合いを入れて急にがんばるとその揺り戻しがきてしまうのです。「すぐに役に立つものはすぐに役に立たなくなる」という言葉がありますが、正にその通り。本書でお伝えする養生もすっきりとその場で体が変わるようなものから、すぐには効果を感じにくいものの、続けているとだんだんよくなってくるなんてものもあります。

肩の力を抜いて、ほどよく実践してみてください。肌に合う養生は生活の一部になってあなたを養ってくれます。

東洋医学のことば解説

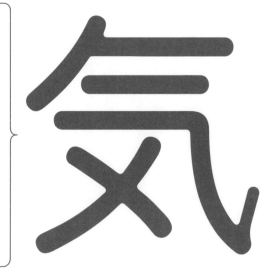

東洋医学のことばってなんとなく聞いたことがあるけど実際はよくわからないってことがけっこうありますよね。この本でも取り扱う基本的なことばについて、こちらで簡単にご説明いたします。

気

東洋医学では自然や私たちの体に起こっていることを「気」という概念で理解しようとしました。「湿気」「勇気」「電気」など改めてまわりを見渡すと、実にたくさんの「気」があふれていることに気づきます。このように直接触れたりすることはできないけど、物を変化させたり動かしたりするエネルギーのことを「気」といいます。呼吸、食事、睡眠、大小便など日々柔軟に移り変わる体の変化は「気」の働きに支えられています。

陰・陽

P.22で述べたように「気というのは変化やエネルギーのこと」ですが、気がどんな状態かわからないと困ります。これを二種類に分けて比較しやすくするのが陰陽という考え方。万物はすべて陰陽で分けられます。陰は冷やしたり、固めたり、収束する性質。陽は温めたり、ゆるめたり、発散する性質。このバランスに注目するのが陰陽のポイントです。

経《けい》絡《らく》

体の中を気がぐるぐると循環していると健やかに過ごすことができます。そのときに気が巡る通り道になっているのが「経絡《けいらく》」。経絡の経は体の縦の流れ、絡は横の流れのこと。体の上下、内外をまんべんなく巡っています。電車でいえば線路のようなものと考えていただければOKです。

ツボ

肩こりのツボとか頭痛のツボなんていったりしますが、ツボというのは正確には経穴《けいけつ》とか兪穴《ゆけつ》と呼びます。「穴」とあるように表面の凹凸がその場所の指標になります。経絡を線路だと考えるとツボは駅や分岐点の部分。大切だけどそれだけトラブルが起こりやすいところだということです。

五臓

東洋医学でいう広い意味での内臓器官のこと。肝《かん》・心《しん》・脾《ひ》・肺《はい》・腎《じん》の5つをあわせて五臓と呼びます。呼吸や消化などのいわゆる内臓のような生理活動に加えて、意識・感情をも司る、体の中のもっとも重要な部分です。

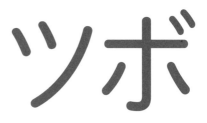

➡ 詳しくはP129へ

養生

CHAPTER

HOW TO 01 YŌJŌ

困った不調を楽にする

体のゆるめ方

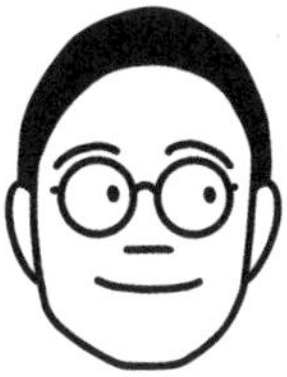

「手当て」って言葉の通りに手を当てるだけでもちょっとしたしんどさがゆるまることがあります。人の体って本当によくできています。このCHAPTERでは気になる不調ごとに「温める」「ほぐす」「のばす」「動く」といった身近な方法で普段のしんどさを養う方法についてまとめてみました。日々の手当てのヒントにしてみてください。

固さをゆるめると不調はよくなる

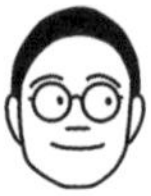

疲れると体は固くなります。何かしらの不調を感じている人なら首や肩や腰に固さを感じることも多いのではないでしょうか。

体というのは実に正直で、不調があるとその原因が心でも内臓でも筋肉でも必ず何かしらのサインを出します。このサインを読み取って私たち鍼《しん》灸《きゅう》師《し》は普段、患者さんの不調を改善するお手伝いをしているわけです。

そのサインの中でもとりわけわかりやすいのがいわゆる体のコリや張りです。

体の調子がよいときはどこを触ってもつきたてのお餅《もち》のように、柔らかさと適度な弾力のある状態になりやすい。反対に不調があれば、どこかに固さや張りが現れます。

とはいえ、こういった感覚はどこかを痛めているとかではない限り、自分ではなかなか意識しにくいものです。試しに肘のあたりから手首の方に向かって腕を順番にもんでみてください。同じ力で順番にです。

どうでしょうか？　たぶん場所によって気持ちよく感じたり、何も感じなかったり、また柔らかく感じたり固く感じたりといったグラデーションがあったのではないでしょうか。固くなっている場所というのはあなたの体の中でも今現在、疲れているところです。

　固さをそのまま放置しておけば気になる不調が改善しないだけではなく、別の不調に波及したり、疲れがとれにくくなったりと、悩みが深くなりかねません。そんな理由から、不調を改善するためには体をゆるめていきたいわけです。

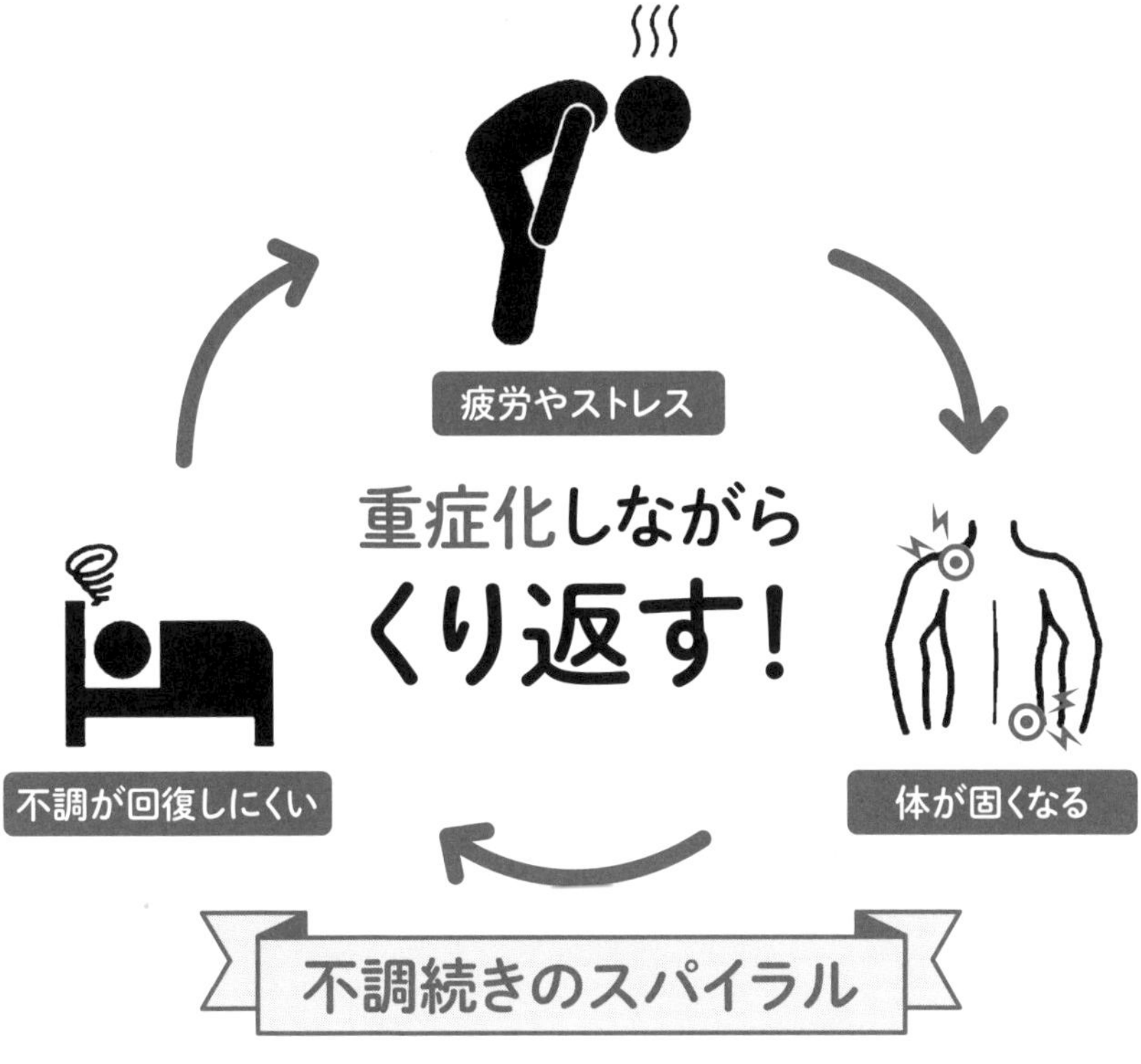
疲労やストレス
重症化しながら
くり返す！
体が固くなる
不調が回復しにくい
不調続きのスパイラル

ゆるめ方
其の一

温める

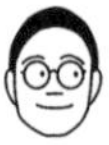

温めに役立つ蒸しタオルの作り方

タオルは浴用タオルがよい。
てぬぐいはダメ。折りたたんでおく。

❶タオルを濡らしてしっかり絞る

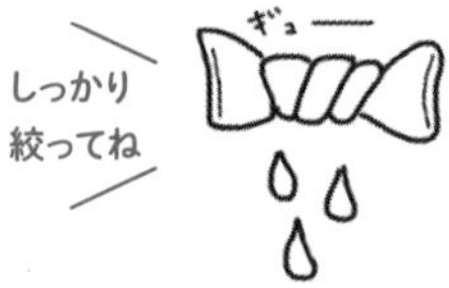
しっかり
絞ってね
ぎゅ

❷レンジで温める

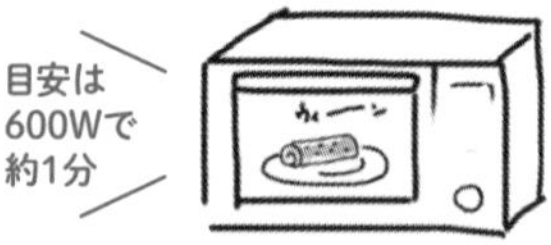
目安は
600Wで
約1分
ウィーン

❸タオルを手に取って肌で触れられる温度まで冷ます

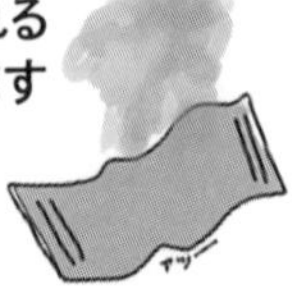

❹気になる部分を温める

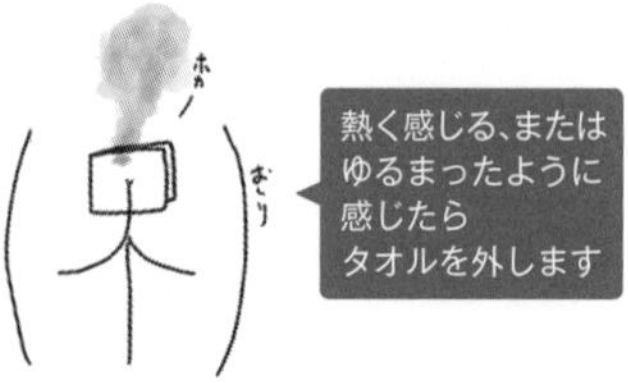
熱く感じる、または
ゆるまったように
感じたら
タオルを外します

　体をゆるめるのにもっとも身近で簡単な方法は温めることです。お風呂に入ると体は温まって柔らかくなりますよね。**温めると柔らかくなるって単純だけど大切なことです。**温める効果についてはいろいろあるんですけど、

・血流がよくなる
・代謝がよくなる
・筋肉が柔らかくなる
・痛みが軽減する
・免疫力を整える
・リラックスする

　このあたりが特に嬉しいところです。また、簡単にできるというのもありがたいポイントです。

　そして**上手な温め方のコツは温度と場所。**温度が高いと体の深いところまで熱が届きます。効かせたい部位が快く感じるくらいの温度に調整して、ピンポイントに温めましょう。

◀レンジから出したら、タオルからホカホカと湯気が立ち上っていると思います。この状態で、両手の間でタオルを何往復かさせて適温に冷ましてください。これについては、何度か実際にやっていただくと、好みの温度がわかるようになります。蒸しタオルができたら、気になるところやしんどさを感じるところを温めてゆるめましょう。

ゆるめ方
其の二

ほぐす

固くなったらほぐすというのはなんとなくイメージしやすいかもしれません。固くなっているコリに対して一定の圧をかけると筋肉が柔らかくなります。

ほぐし方のコツは**こっている場所をきちんと探してやさしくほぐすこと。**ツボを押す、コリをほぐすという話をするとたいていは押しつぶす、ほぐしつぶすといった感じでものすごく強い力で触りがちです。ツボを触ってもらったときの痛気持ちいい感じや押されて痛いと効くみたいなイメージがあるから、なんとなくそうしてしまうのかもしれません。私もいろいろなところでお灸やツボの教室をしましたが、はじめからこれができる人はいませんから安心してください。**体をほぐすコツというのは力を抜いて触ることですが、イメージしやすいのはアボカドやみかんを触るような触り方です。**

試しに自分の腕がアボカドになったとイメージして、肘から手首に向かって腕を順番に、同じ力で触ってみてください。くり返しになりますが**アボカドが傷ついてしまうような触り方はいけませんよ。**どうでしょうか？　強く押すよりコリが明確にわかるし、その程度の力でも十分に効く感じがすると思います。

ゆるめ方
其の三

のばす

のばすことです。いわゆるストレッチみたいなイメージがあるかと思いますが、あなたはストレッチが好きですか？

体が固い人からするとのばしてものびないし、無理してやると痛いのですぐに嫌になってしまいがちです。このあたりのイメージを少し変えることができると、ひょっとしたらのばすことが好きになってくれるかもしれません。

体が固くなる原因は様々ですが、その中のひとつに偏った体の使い方というのがあります。いわゆる立ちっぱなし、座りっぱなしみたいなことです。学生の頃までは１コマごとに移動があるし、体育や部活動もありますが、社会人になるとそうはいきません。偏りはより顕著になり、不調も感じやすくなるのです。

たとえばデスクワークのように座りっぱなしの作業をしていれば股関節は曲がりっぱなし、首は前に出っぱなしになり、その状態で体は固くなろうとします。

つまり私がおススメしたいのは固くなった場所を少しゆるめてあげるということです。無理に柔軟運動をするということではありません。**気持ちよくのびるみたいなことを一番大事にケア**していただきたいです。

ゆるめ方
其の四

動く

元気を保つために動くことは大切ですが、そういった話をすると「運動は苦手だし、そんな時間なかなかとれないし」みたいな返事が返ってくることが多いんです。「じゃあ、おうちの中でどんなふうに過ごされていますか？」と聞くとわりとパタパタと動きまわっていたり、買い物などで移動をしていたりします。

動くと聞くとどうも皆さんトレーニングやスポーツみたいなイメージを持たれることが多いのですが、そういうことばかりが動くことではありません。たとえば絶え間なくくり返される呼吸は横隔膜を使った運動で、一日に2万回以上を行っています。ちょっとした散歩や買い物で歩くことは、それだけで全身の筋肉を使って血液を循環させることになります。もう少し強度を上げて軽いジョギングみたいなものでも、汗をかいて心地がよいものです。

このように、軽いものからしっかりめのものまで動くにもグラデーションがあって、どれも重要な運動です。

大事なのはどれくらいのボリュームでどのあたりを動かすか、ある程度の勘所がつかめていることや、それ自体が不調の原因にならないことなどでしょう。

頭痛（緊張性頭痛）

養生 頭のてっぺんを温める

首や肩と同じように頭の表面も薄い筋肉で覆われていますから、巡りが悪くなると固くこる「頭コリ」の状態になります。特に座りっぱなしで目や頭をよく使う人はそのような状態になりがちです。頭痛の原因のひとつが、この頭コリです。

頭の上の皮膚を上下左右に動かしてみましょう。巡りがよい状態なら柔らかく動きますが、巡りが悪くなっていると動きが悪かったり、痛みを感じたりします。

そんなときは頭のてっぺんを温めます。目安は頭上で両耳をつなぐラインの真ん中あたり。百会《ひゃくえ》というツボで、へこんでいたりふくらんでいたりします。蒸しタオルで温めてあげるとすっきりします。

チェックポイント!

頭上で両耳をつなぐラインと、鼻すじの延長線上の縦のラインが交わるあたり。へこんでいるかも。

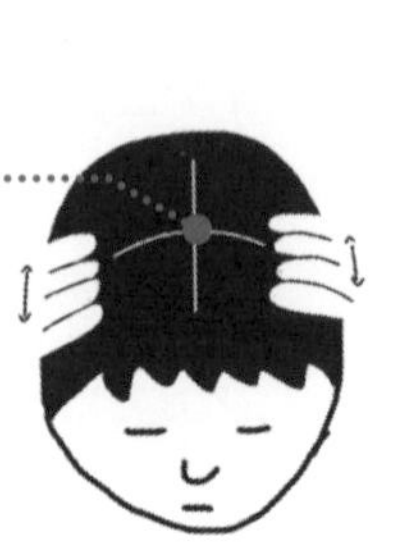

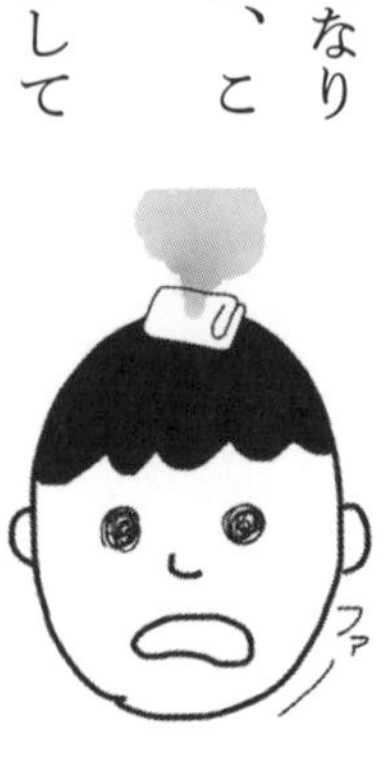

左図で示した頭のてっぺんに、蒸しタオル（作り方はP28）を当てます（約3分）。

こめかみがズキズキ

こめかみをほぐす

目尻と眉毛の間から指2本くらい後ろのあたりの太陽《たいよう》というツボを刺激します。このあたりは通常であればくぼんでいる場所ですが、コリが強くこめかみが痛むときなどはむくんでいたり、くぼみがわかりにくくなっています。左右同時に触るとわかりやすいと思います。コリがある方をやさしくほぐしましょう。

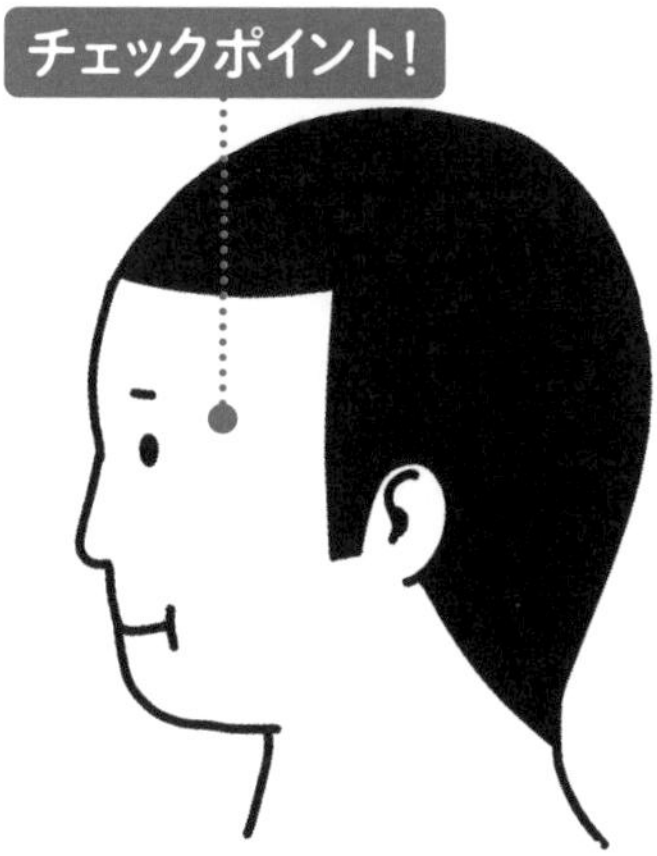
目と眉の間の、目尻から指2本後ろのこめかみ部分。噛むと動くところ。
チェックポイント!

指の腹を当てて、押さずにクルクルとほぐします。

耳の上あたりがむくんで痛む

くるぶしの上をほぐす

ちょうどマスクやめがねをかけていると当たる、耳の上の部分はブヨブヨとむくんで痛みを感じやすいところです。そんなときは外くるぶしから指4本くらい上に上がった懸鐘《けんしょう》という足のツボを刺激します。足を刺激することでのぼせをとり、むくみを改善します。

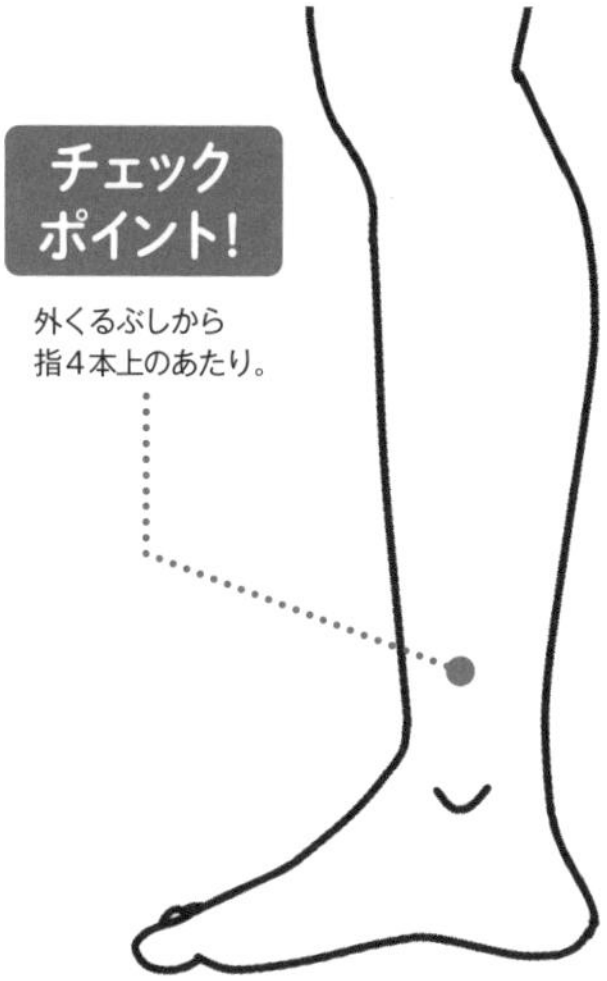
チェックポイント!
外くるぶしから指4本上のあたり。

ツボに親指の腹を当てて握手するように足を握り、1分ほどキープ。お灸もおすすめ。

後頭部が重い

後頭部が重い頭痛の場合は痛みを感じる首コリ（後頭部のコリ）が原因になっている場合があります。このような頭痛の場合はP.40のケアをお試しください。

目の疲れ

養生 後頭部に蒸しタオル

パソコンやスマートフォンなどで目をものすごく酷使している人へ。目を動かす筋肉は後頭部の筋肉と連動していて目を使いすぎると後頭部のあたりがこってむくんできます。また猫背で作業していると首に負担がかかりますから同じく後頭部の筋肉が固くなります。

首の付け根の両側の、生え際のくぼみを上から下へ、なでるように触ってみてください。疲労がたまっているときはふくらんだりむくんだりしています。目が疲れる、目の奥がしんどい、後頭部が重いなどのお悩みが起こります。そんなときは後頭部を温めましょう。お風呂で熱めのお湯で蒸しタオルを作ってこのあたりを温めると気持ちよいし、楽にゆるめることができるので一石二鳥です。首のまわりはデリケートな場所なので力いっぱい押したりするとかえってしんどくなる場合があります。温めるのがオススメです。

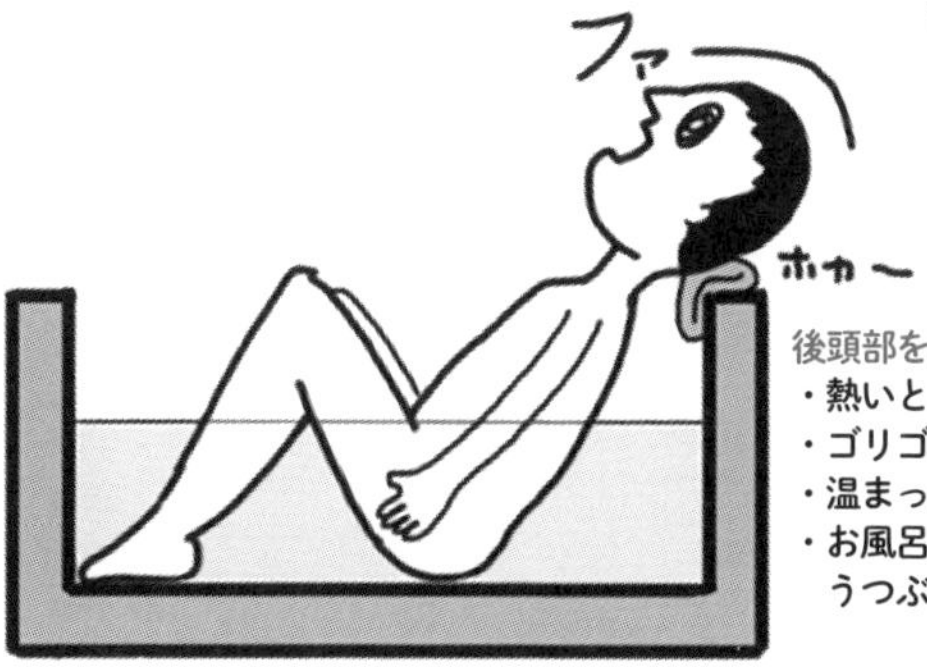
ファー
ホカ〜

後頭部を温める（約5分）
- 熱いときはがまんしない
- ゴリゴリ押さない
- 温まったら取ります
- お風呂以外でやるときはうつぶせで

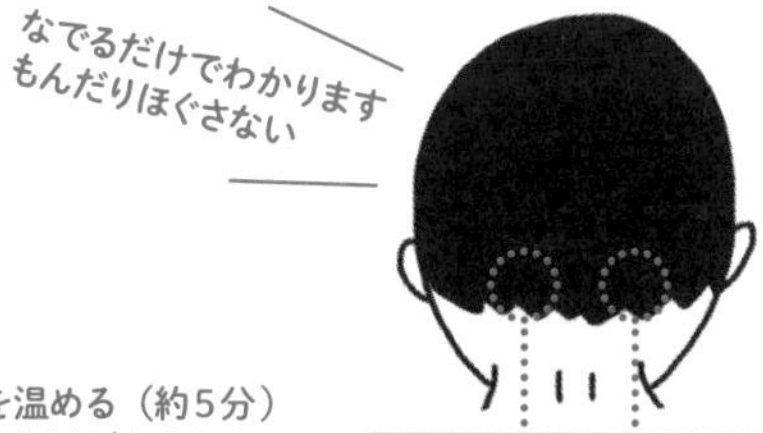
なでるだけでわかります
もんだりほぐさない

チェックポイント!

首すじの両サイドから真上に上がると生え際あたりでくぼみがあります。

目元のむくみ

目の下を押さえる

まっすぐ前を向いた状態で黒目から真下に下がっていきます。目の下はほお骨がありますけど、少し下がって小鼻の少し上くらいの高さにくぼみがあります。ここが四白《しはく》というツボです。ここは骨に穴が開いている部分で動脈、静脈、神経が通り、目が疲れるとむくみます。指の腹でやさしく押さえるとズーンと響いて目がすっきりします。

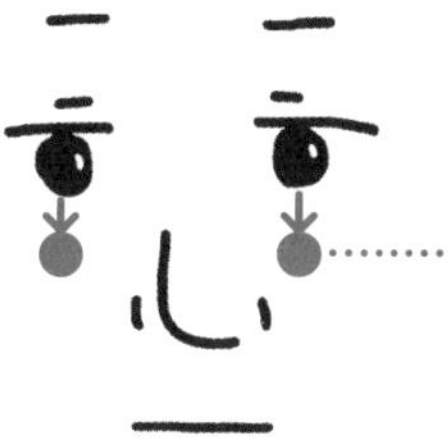

チェックポイント!

黒目のすぐ下には骨が触れますが、その下のあたり。少しくぼんでます。

指の腹で押さえましょう。神経などの通り道なので、なにしろやさしく触ること。

目がかすむ

耳の前を手当て

目が疲れたときに巡りが悪くなる場所は目のまわりだけではありません。試しに耳の穴の前のあたりを触ってみてください。目の使い過ぎや目がかすむときなどは、このあたりがこんもりと張ってきます。疲れ方が左右で違う人は両耳の前を一緒に触ると片方がやたらと痛いかもしれません。押さずにクルクルほぐすか、手を当てて温めましょう。

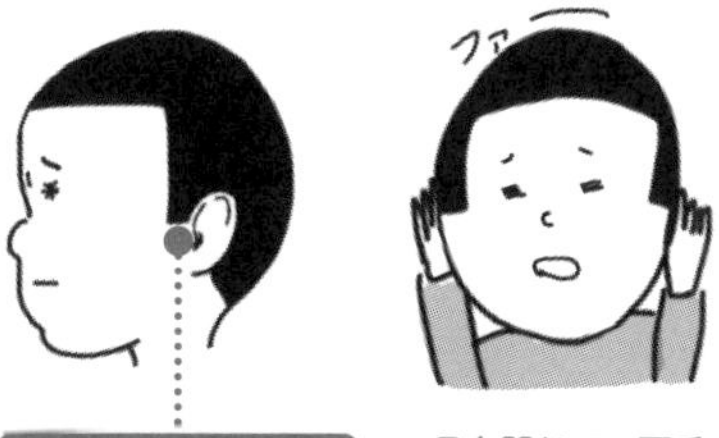
ファー

チェックポイント!

耳珠《じじゅ》といって耳の穴の前側を覆うふたのようなものがあります。その前方のあたりです。

目を閉じて、両手を耳の穴の前に当てて温める。またはクリームを塗るように指の腹でクルクル軽くほぐします。

頭がボーッとする

養生 ちょっと歩く

一日座って仕事をしていると、ボーッとして頭が回らなくなるなんて経験をしたことはありませんか？運動をしているときと同じで、よく使う場所というのはよく血が巡ります。座ったままで過ごすことの多い私たちは目や頭だけに血が巡っている状態になりやすい。結果として首から下は巡らな過ぎ、目や頭は巡り過ぎという状態になりがちです。バランスが悪くてのぼせたようになってしまいます。

そんなときは兎《と》にも角《かく》にも歩くことです。ちょっと歩いて下半身の血を巡らせてあげるとバランスがとれて、のぼせがましになります。

のぼせがましになると調子も戻ってまた機嫌よく作業をすることができます。「ちょっと外に出る」というのを覚えておいてください。外に出られないときはその場で立って動くなど工夫してみましょう。

鼻水・鼻づまり

養生　生え際に蒸しタオル

花粉症や風邪などで鼻水が出たり、つまったりすることってありますよね。

こんなときは眉間のあたりからまっすぐ上がって髪の生え際のあたりを触ってみてください（生え際がわかりにくい人は眉間から指4本分くらい上を探してください）。鼻の通りが悪いときにこのあたりを押すとズーンと響く感じがします。鼻の不調が出やすい神庭《しんてい》というツボです。

このあたりに蒸しタオルを当ててみましょう。温まってツボのまわりがゆるまると即座に鼻が通りやすくなります。

小さいお子さんで鼻水が上手にかめなくて困るというときもお試しください。

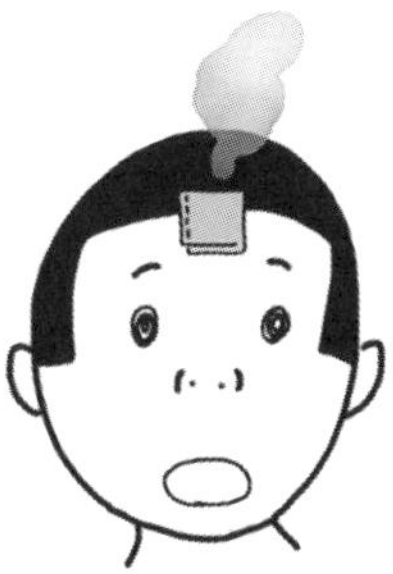

髪の生え際を温める（約3分）
・熱いときはがまんしない
・当てるだけでゴリゴリ押さない
・温まったら取ります

なでるとでこぼこがわかりやすい

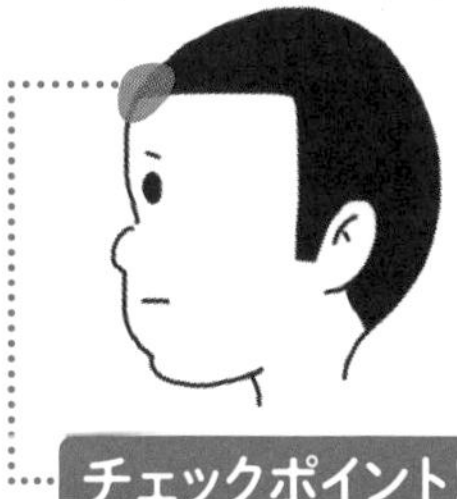

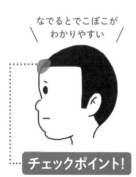

チェックポイント!

眉間からまっすぐ上がって髪の生え際を越えたあたりでへこんでいたり、ふくらんでいるところ。軽く押さえるとズーンと響きます。

耳のつまり感

養生 耳の後ろをほぐす

普段は気にならない換気扇や扇風機とかの音がやたら気になる。耳がトンネルの中に入ったようにつまる感じがする。耳のトラブルの場合ももちろんありますが、こういったお悩みは疲れがたまった人によく現れます。

そんなときは耳たぶの後ろあたり、ちょうど牛のお乳のような形をしているので乳様突起《にゅうようとっき》と呼ばれる骨の出っ張りの下あたりの筋肉を温めたり、ほぐしたりしてゆるめます。

お話を聞くと「みんなこれくらいは普通なのかと思っていた」と、このお悩みをそのまま見過ごしてしまっている人が意外といます。体からのお疲れサインですから、無視せず養生なさってください。

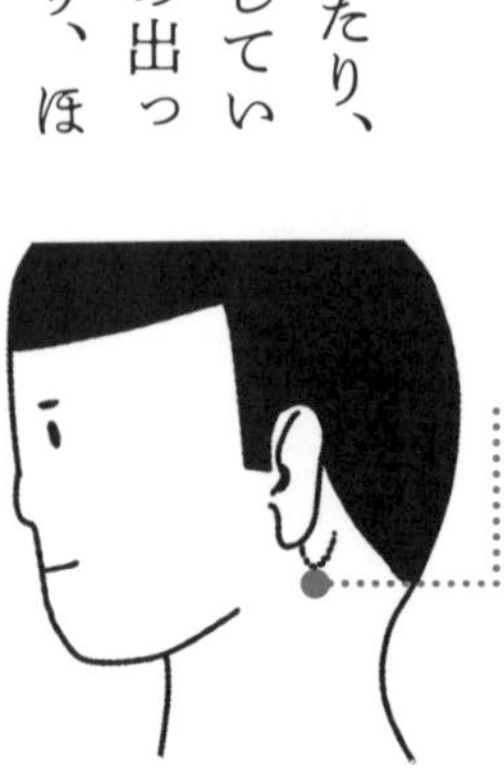
チェックポイント!
耳たぶの後ろの、骨の出っ張りの下あたり。

押したりもんだりはせず、温めたり、乳様突起の下から鎖骨の方に向かって手のひらでさすってほぐします。

口内炎

養生 足指の間をほぐす

体の中のトラブルは何かしらの形で表面に現れます。

口というのは東洋医学では消化器系と関係が深いエリア。口内炎ができると口の中がヒリヒリして痛いですよね。ですからこういうのは胃の熱の症状だと考えます。食べ過ぎ、飲み過ぎ、働き過ぎなどで軽く炎症を起こしているのかもしれません。

胃の熱症状を抑えるには内庭《ないてい》というツボを使います。足の人差し指と中指の股の部分。お肌の色が切り替わるあたりです。指を開いてこのあたりをほぐすとこれがけっこう痛いはずです。

口内炎も体からの大事なサインですから思い当たる節があるときは消化にやさしいものを食べるなど、胃を養う生活に切り替えていただきたいです。

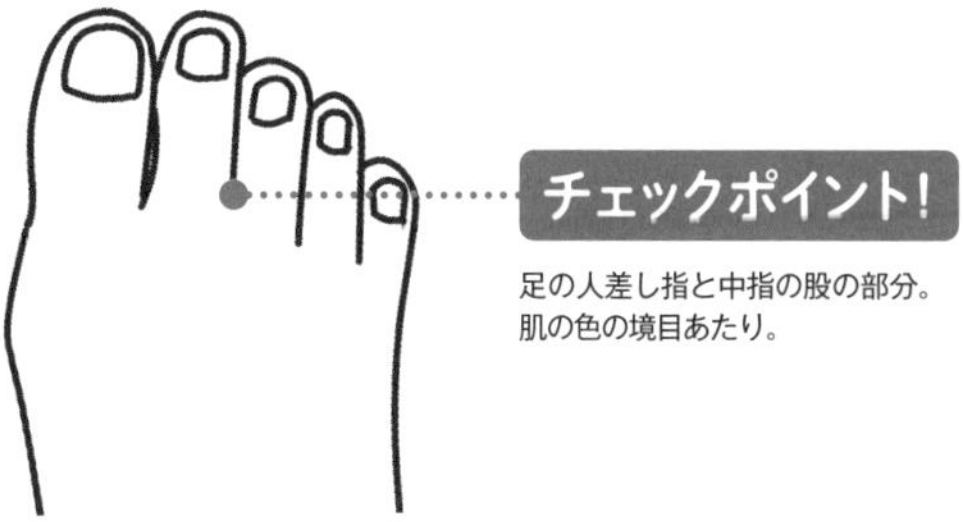

足の人差し指と中指を広げて、内庭に指を当てて、1分ほどやさしく押さえます。

足の人差し指と中指の股の部分。肌の色の境目あたり。

首コリ（後頭部のコリ）

養生　お尻の中央を温める

体が疲れたときにこりやすい場所というのはだいたい決まっています。特にこりやすいのは首や後頭部まわりなどの骨の際《きわ》あたりです。

そんなときはお尻の割れ目の両サイドあたりを温めたりほぐしたりしてください。首からお尻を結ぶ縦のラインは経絡《けいらく》という気が循環するルートでつながっています。そのためお尻あたりがゆるむと不思議と首や肩甲骨のあたりもゆるんできます。

首がつらいとき、試しにお尻のあたりを触ってみてください。普段あまり意識をしませんけど「あれ？　こんなとこが固いんだ」と驚く人も多いと思います。このあたりがこるのは疲労のサインでもありますから、少しペースダウンをして休養を心がけましょう。

温かい蒸しタオルなどを当てて、ゆるめてみてください。

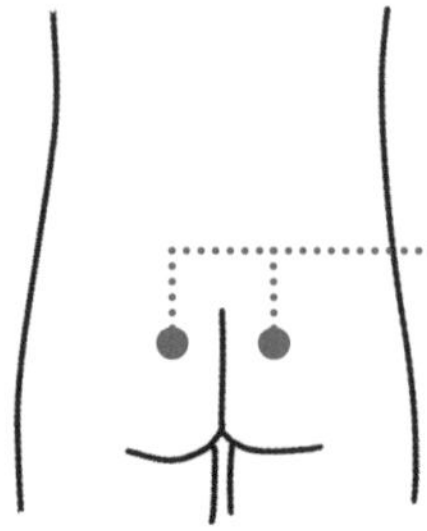

チェックポイント!

お尻の割れ目の、上側の両サイドあたり。

首・肩の不調 ②

首の寝違え

養生　手の甲をほぐす

目が覚めたら突然首がまわらない「寝違え」。たいていは左右に首をひねってみるとどちらかだけひねりにくいみたいなことが起こります。

まず大切なのは首まわりは炎症が起こっている部分なので無闇やたらに押したり、ほぐしたりはしないということです。じゃあどこにどうするんだ?というと、たいていは首につながる手や腕のツボを使います。代表的なのは落枕《らくちん》というツボ。枕から落ちるで文字通り寝違えのツボです。手の甲の人差し指と中指の間の付け根のあたりをほぐします。

首のトラブルのときは手や腕をゆるめてみるというのはぜひお試しいただきたいことです。

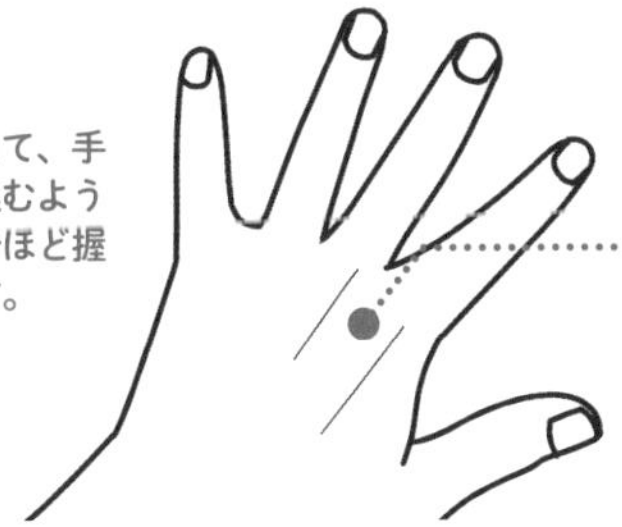

ツボに親指を当て、手のひらを挟み込むようにそのまま1分ほど握ってほぐします。

チェックポイント!

人差し指と中指の間から手の甲へ指をなぞったとき、指が止まるくぼみ。

肩コリ

養生 手の水かきをほぐす

肩コリとか目の症状とかでなにかとお世話になる合谷《ごうこく》のツボ。

有名なので聞いたことがあるかもしれませんけど、場所がわかりづらいという人もいると思います。場所は手の甲の水かきのあたり。親指と人差し指につながる骨の間の、人差し指側の骨の際で、なでるとくぼんでいます。

巡りが悪いときは凹んだり固くなったり、少し触っただけでもこたえるのでわかりやすい。反対に巡りがよいときは柔らかくてわかりにくいものです。

ただし、いずれも力を入れて触るとツボをつぶしてしまうので場所がわかりにくくなります。力を抜いて左右で触り比べながらほぐしてみてください。このあたりが巡ると首の横側から肩のラインあたりがゆるみます。

ツボに親指を当て、柔らかくなるまでほぐします。ズーンと響かないときはまわりを触って響く場所を探してみましょう。

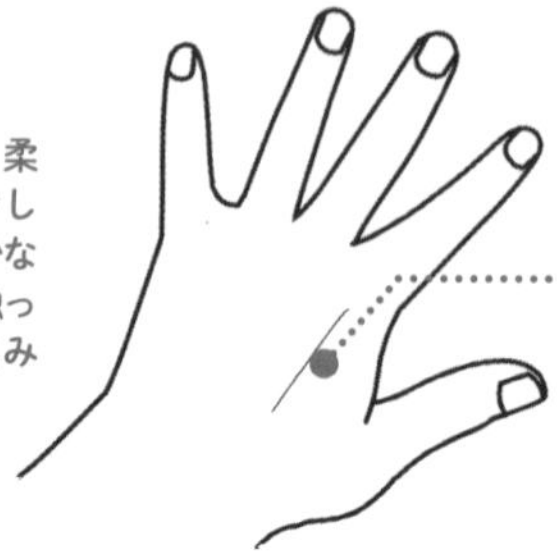

チェックポイント！

親指と人差し指につながる骨の間で人差し指側の骨の際のくぼみ。

気を使いすぎの肩コリ

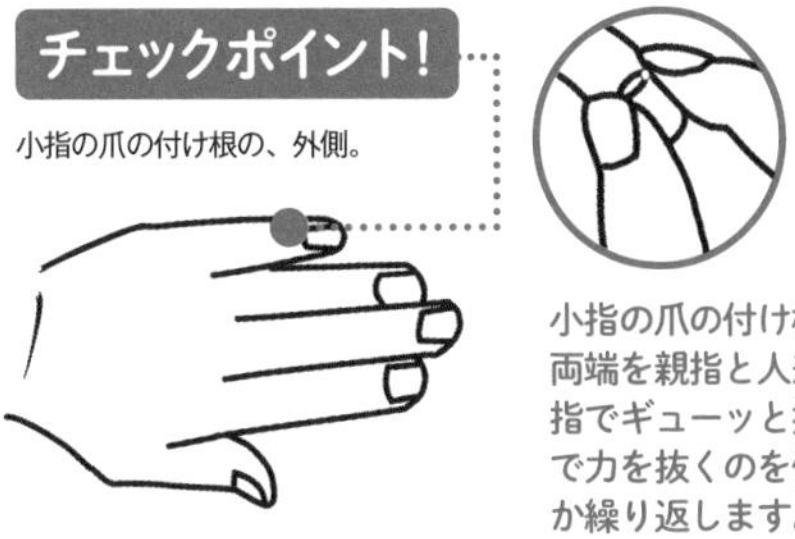

小指の爪の付け根の両端を親指と人差し指でギューッと挟んで力を抜くのを何度か繰り返します。

小指をほぐす

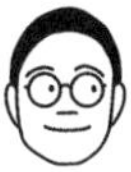

ひとくちに肩コリといってもいろいろなタイプがありますが気を使うことが多くて肩がこる人は“小腸経《しょうちょうけい》”という経絡が滞りやすくなります。経絡は電車の線路と同じでどこかが滞ると関係する部分も滞ります。巡りを促すには、小腸経の末端である指先をほぐしてあげることが必要です。目印は小指の爪の付け根の外側の角あたりにある少沢《しょうたく》というツボです。このあたりを指先でなでるとくぼんでいたりします。そこを親指と人差し指で挟み込むようにしてクニクニとほぐします。固くなっていると「うあー」って感じにこたえます。触ってみてください。

小腸経は肩甲骨の内側の角から肩の後ろ側、ひじ、手を通って小指の先あたりにつながります。

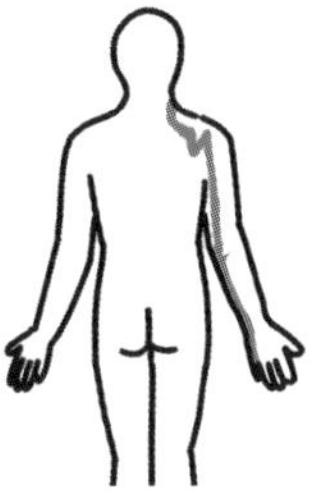

ツボ押しと一緒に手湯が◎

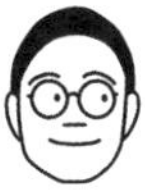

ツボを押すだけで体はゆるみますが、自分でほぐしているだけではあまり気持ちよくないのがもったいないところ。そんなときに試していただきたい気持ちよい養生が手湯です。風呂桶に熱めのお湯をはって手をつけておきます。手から順番に腕、肩、首と温まってコリがゆるみます。血流がよくなるので目や呼吸も楽になります。これだけでかなりすっきりしますから「手を温めるだけじゃないか…」なんて思わずにぜひ試していただきたいです。

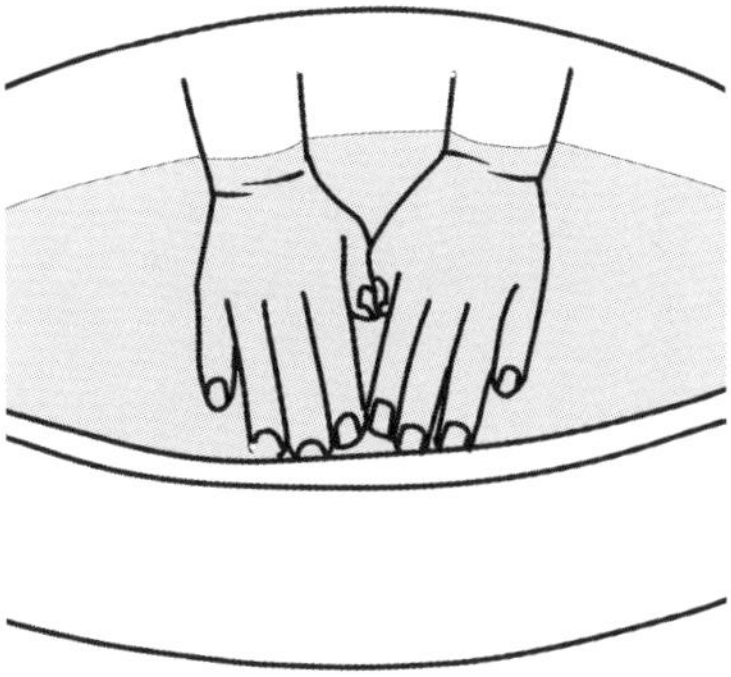

余裕がありましたら手湯をしながら先ほど紹介した合谷や少沢など手のツボをほぐしてみていただくととてもゆるみます。

腰痛

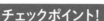

養生 足をほぐす

腰がつらいときは腰の手当てをしたくなるところですが、実は足に問題が起こっていることがよくあります。「急に腰が痛い、曲げにくい」、こういうときはひとまず外くるぶしとアキレス腱の間あたりの崑崙《こんろん》というツボを触ってみます。これが案外痛い。ここが固くなっていると腰の曲げ伸ばしがしづらくなります。軽い力でほぐすかお灸を据えてみてください。

もうひとつゆるめておきたい場所は太ももの後ろ側やふくらはぎ。特に長いこと座りっぱなしの人はこのあたりが固くなりがちです。ポイントになるのは膝裏の、委中《いちゅう》というツボ。ここをほぐすと太ももの後ろからふくらはぎ、腰がゆるみます。デリケートな場所ですからやさしく刺激してください。

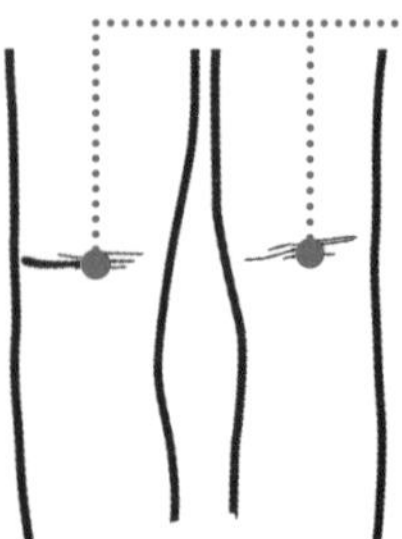

チェックポイント!

委中《いちゅう》は膝裏の中央のあたり。

ゴムなどの軟らかいボールを準備して、ツボに当たるように膝裏をのせてほぐします。

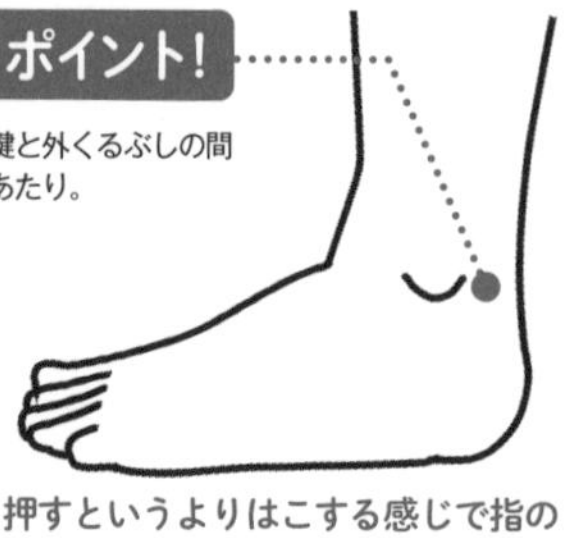

チェックポイント!

崑崙《こんろん》はアキレス腱と外くるぶしの間のへこんでいるあたり。

押すというよりはこする感じで指の腹でゴシゴシほぐします。お灸も◎。

座っていると腰がだるい

股関節まわりをのばす

長いこと座った姿勢が続くと股関節は曲がったままになり、固くこりやすくなります。座っているのがだるいとか、立ったときに腰がのびにくいみたいなことになりがちです。そんなときはまずアキレス腱のばしをするように足を前後に開きます。そこから体重を前側にのせるように股関節まわりをのばします。座ることが多い人は定期的にのばしましょう。

チェックポイント!

足の付け根の股関節の前側あたり。

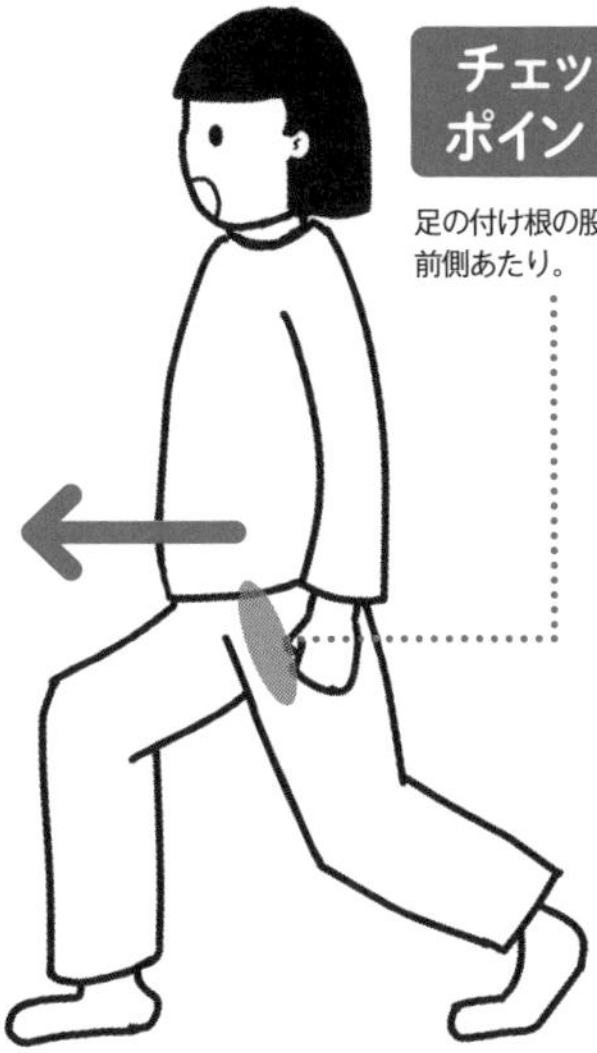

両足を前後に開きます。体重を前側にのせるイメージで、後ろ側の足の股関節の前側あたりをのばします。

腰をねじるとつらい

内くるぶしをほぐす

腰をねじるのがしんどい、寝返りがぎこちない……。そんなときは足首のあたりを触ってみてほしいです。内くるぶしの中心の出っ張ったところの前方にあるくぼみの、中封《ちゅうほう》というツボです。このあたりがカチカチだと腰をねじる動作が難しくなります。柔らかいようで意外と固いのが足首。お灸したりやさしくほぐしたりしてゆるめてください。

チェックポイント!

内くるぶしの中心の、前側のくぼみ。

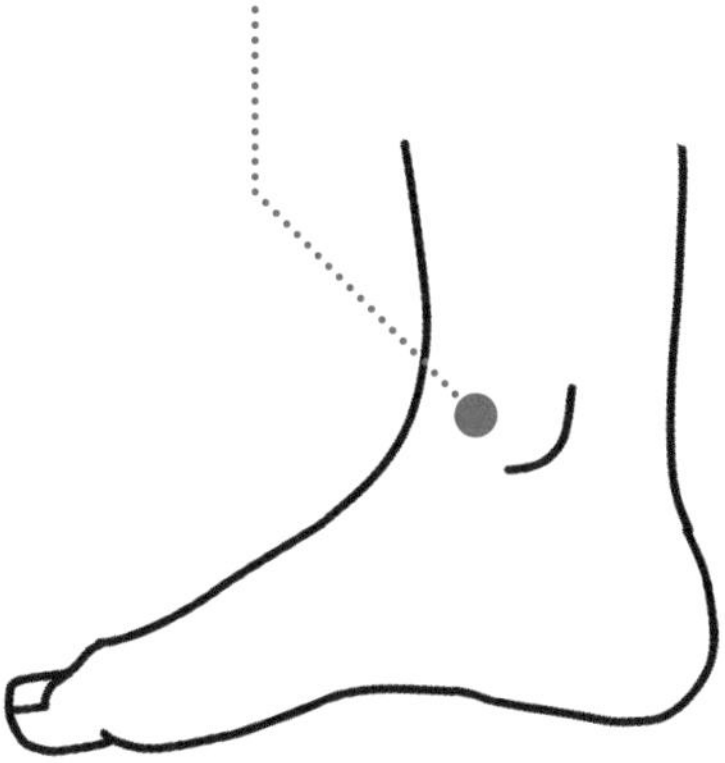

くぼみの中のコリを感じる部分を親指の腹でほぐします。

足のだるさ

養生 土踏まずと握手

立っているのが妙につらくてすぐに座りたくなってしまうとか、歩いていても足が重くて、階段なんて絶対に嫌みたいなことってありますよね。疲れて下半身の筋肉が固くなるとこんな状態になりがちです。

こういうときは足裏の内側の〝土踏まず〟あたりを触ってみてください。元気にすいすい動けているときはむくみもなくて、触ってもなんともないんですけど、だるいときにこのあたりを触るとむくんでふくらんでいるし、とてもこたえます。

目安としては足の裏側と甲側のお肌の境目みたいなところです。軽く握手をするみたいにやさしく握ってほぐしてください。ゴリゴリと触る必要はなく、これでも十分効くはずです。

チェックポイント!

足の甲と裏の境目のあたりをチェック。両足同時に触ると、しんどい方の足は土踏まずのアーチがむくんでわかりにくくなっています。

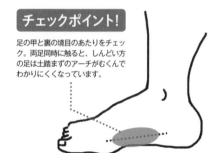

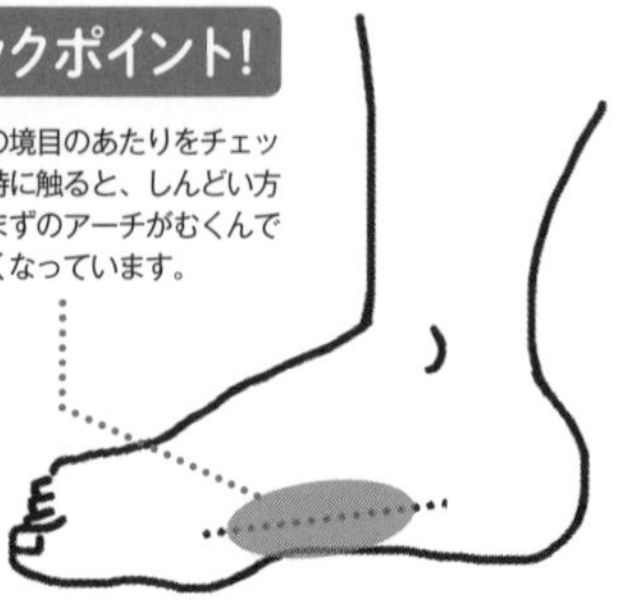

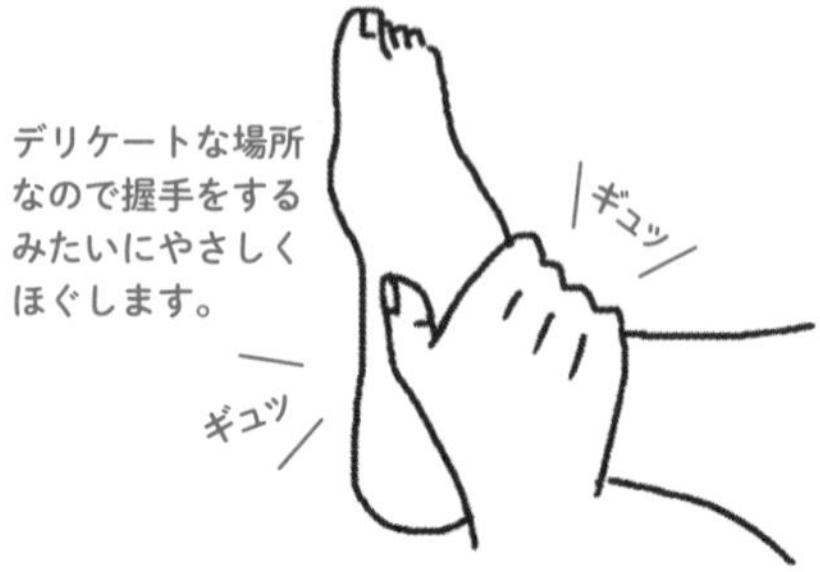
デリケートな場所なので握手をするみたいにやさしくほぐします。
ギュッ
ギュッ

足の不調 ❷

足のむくみ

養生　かかとを温める

気を使ったり冷たい飲食物などをたくさんとったりすると、体が冷えて巡りが悪くなり、結果としてむくみやすくなります。流しそうめんの機械って電池が弱くなるとそうめんがちゃんと流れなくなりますが、あんなイメージです。

巡らせる力が弱まっているので、そんなに食べていないのに太りやすかったり、全身がこりやすかったり、冷えやすかったりします。このタイプのむくみは体を温めて巡らせる力を補ってあげる必要があります。

特に大事なのは失眠《しつみん》というかかとの中心のツボです。足湯やらお灸やらでしっかり温めましょう。体の水はけをよくするお手伝いです。

お灸でピンポイントに温めると特に効果が出ます。

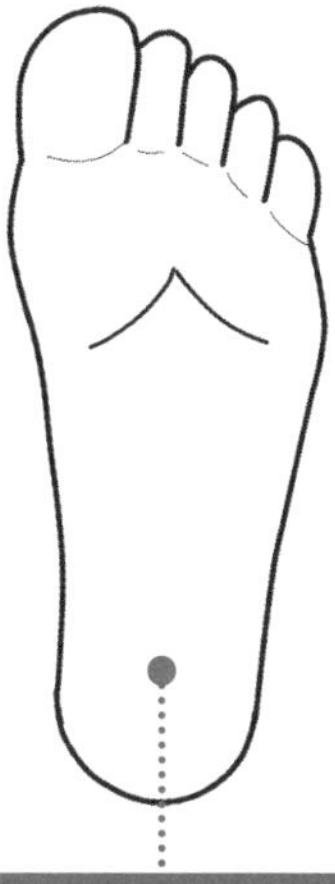

チェックポイント!

足の裏側の、かかとの中央あたり。

風邪

養生　うなじにドライヤー

冷たい風を浴びたとき、エアコンの風に直接当たったとき。元気であれば涼しくて気持ちよいと感じるかもしれませんが、体が弱っているときにはそれが風邪の原因になります。なんでもない風に当たって「なんだか寒くてゾクゾクする」「特に何もしていないのに肩がカチカチにこっている」、こういうのは風邪のひきはじめのサインです。

こんな状態になったときはうなじの下あたりの大椎《だいつい》というツボを温めます。場所は頸椎《けいつい》の7番目のやや下。首の後ろを触るとぼこぼこと椎骨の突起が触れると思います。下向きになったとき一番大きく飛び出すのが7番目（大きい椎骨の下にあるから大椎）。その下あたりをドライヤーや蒸しタオルなどで温めましょう。はじめはうなじのあたりが温まるだけですが、しばらくすると背中全体がじわーと温まってきます。

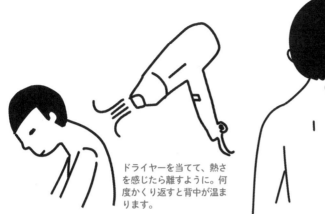

ドライヤーを当てて、熱さを感じたら離すように。何度かくり返すと背中が温まります。

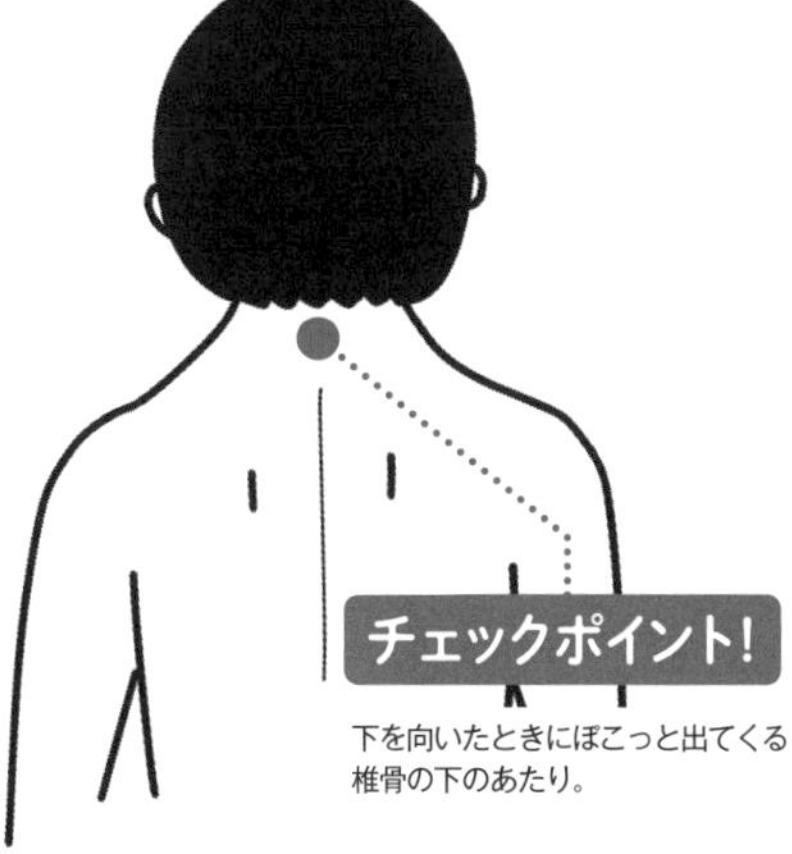

下を向いたときにぼこっと出てくる椎骨の下のあたり。

のどが痛い

肩の前をほぐす

のどが腫れてものを飲み込むのがしんどいときってあるじゃないですか。そういうときは肩口とか、上腕のあたりを触ってみてほしいんです。かなり痛みを感じると思います。首から腕までは１本の経絡でつながっているのでこのような反応が起こります。こんなときは肩髃《けんぐう》のツボをほぐします。場所は腕を水平に上げたときに肩の前側にできるくぼみのあたり。のどの腫れをゆるめてくれます。

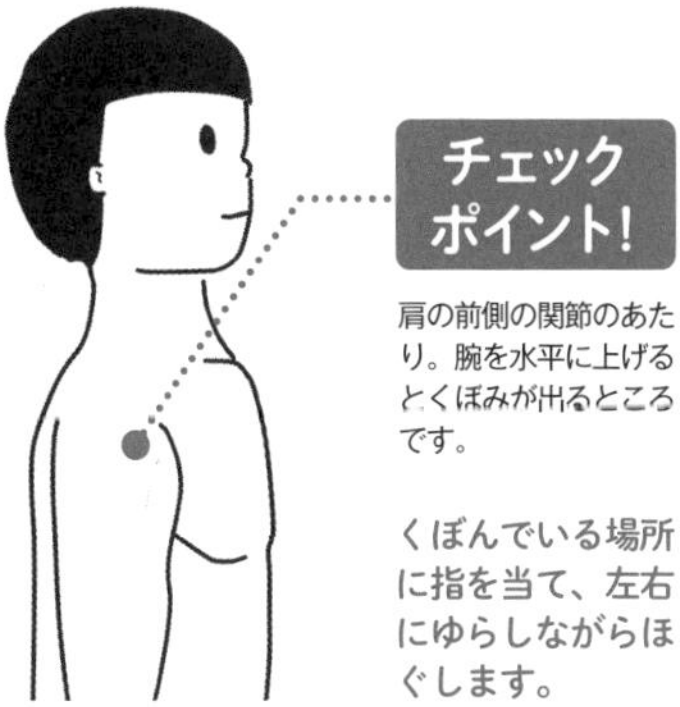

肩の前側の関節のあたり。腕を水平に上げるとくぼみが出るところです。

くぼんでいる場所に指を当て、左右にゆらしながらほぐします。

せきが出る

のどの下を温める

のどの中心を下がっていくと胸との境目のあたりにくぼみがあって、それから骨が触れます。この骨とくぼみの間にあるのが、せきが出るときに使う天突《てんとつ》というツボです。指の腹で胸のほうに向かって押し下げると痛気持ちいい感じがすると思います。蒸しタオルなどで温めてゆるめてください。

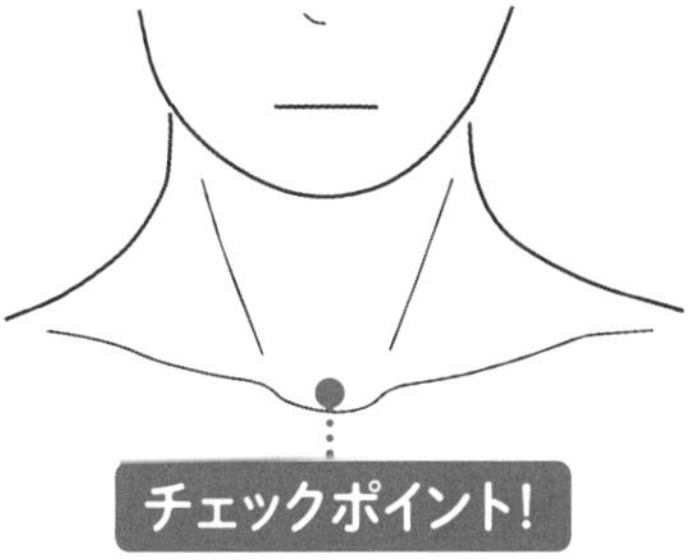

のどの中心を下っていき、左右の鎖骨の中央部分のくぼみ。

蒸しタオルを当てて温めます。

息がつまる感じがする

養生 肋骨の下をさする

なんだか息がつまるとか、話していて息が続かないとか、やたらソワソワするみたいなときってありますよね。こういうときは肋骨の下のあたりを触ってみてください。このあたりが柔らかいときは抵抗なく肋骨の下に指が入りますが、固いときはつまって苦しい感じがします。

これは横隔膜が固くこっているサインです。楽に呼吸をすることができず、呼吸が乱れるので先ほどあげたようなお悩みの原因になります。

こんなときは肋骨の下あたりをさすったり、やさしくほぐしたりしてみてください。横隔膜のコリがゆるまると息が楽に吐けるようになります。

チェックポイント！

肋骨の下側はアーチを描いて体の中心の胸骨にくっつきます。

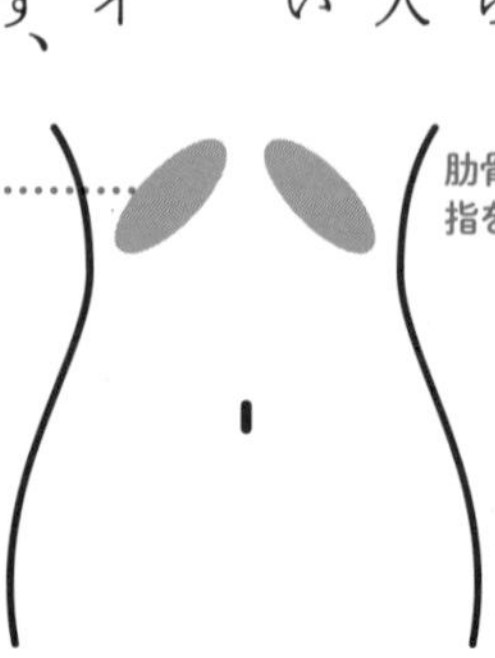

肋骨の下側をさすったり、指を入れてほぐしたりします。

胃痛

養生 太ももをほぐす

人間関係のストレスや食べ過ぎ呑み過ぎなど、現代の生活はなかなか胃に負担がかかります。胃がキューッと痛んだり、キリキリしたりといったことは大人であれば一度くらいは経験があるかと思います。

こんなときは太もものツボをほぐします。太ももは消化器に関係する経絡が通る場所で胃に不調があるときは張ったり固くなったりといった反応が出やすくなります。

特に反応が出やすいのは膝の皿の外側の角から指3本くらい上のあたりにある梁丘《りょうきゅう》というツボ。触るとズーンと響く感じがすると思います。出先で急に胃が痛くなってしまったときなどほぐしてゆるめてください。

チェックポイント!

膝の皿の外側の角から指3本くらい上のあたり。

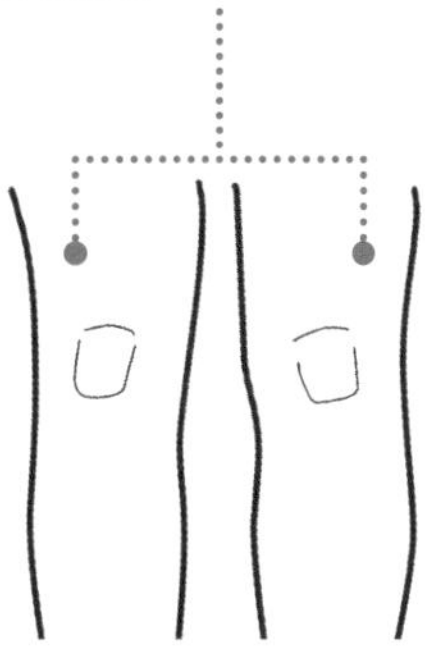

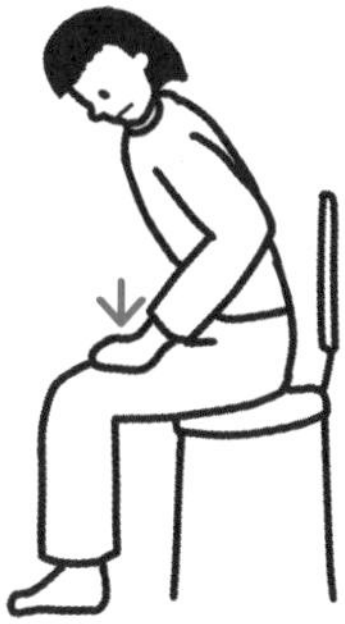

両手のひらを膝の上に置いて体重をのせる感じでじっくりほぐします。

胃もたれ

養生　肩甲骨の下をのばす

胃の調子がもうひとつのときは肩甲骨の下あたりが固くこります。

このあたりは「胃の六《む》つ灸《きゅう》」といって、胃のトラブルに対してお灸をするのによく使われた場所です。

お灸を据えるのもよいですが、もう少し簡単に温めたいときは蒸しタオルもよいでしょう。

また温める道具がないときはバスタオルをポール状にクルクルと巻き、それを利用して肩甲骨の下あたりをのばしてあげるのも効果的です。

ストレスや食べ過ぎなど、なにかと胃に負担がかかりがちです。胃を養っていきましょう。

チェックポイント！

胃の六つ灸は肩甲骨の下側を結んだ線の下のあたり。上から順番に膈兪《かくゆ》、肝兪《かんゆ》、脾兪《ひゆ》というツボ。左右で６カ所になるので胃の六つ灸と呼ばれる。

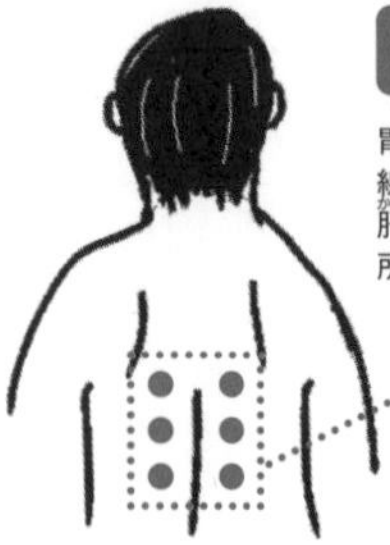

バスタオルを巻いて肩甲骨の下に置き、その上に寝て胃の六つ灸のあるところをのばします。

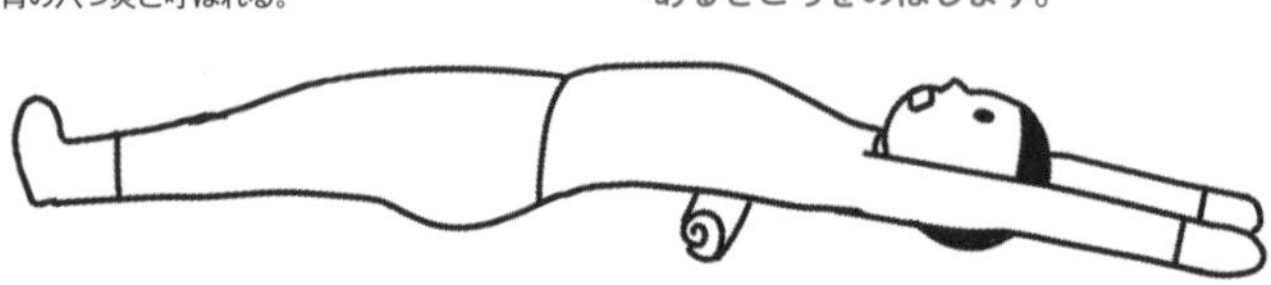

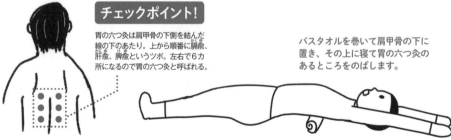

消化器系の不調 3

便秘

養生

手首のシワにお灸

お通じがスッキリ出ない、便秘というのはつらいお悩みです。
まず気をつけたいのは便意を感じたときにできるだけがまんはしないこと。タイミングを逃すと出るものも出なくなるというのはよくあることです。また、それ以外でもなんだかスッキリと出ないときや、お腹が張ってしまうこともあると思います。
そんなときはツボを刺激してお腹の動きを助けます。こういうときによく用いるのは手首のシワの小指側の端にある神門《しんもん》というツボです。できればお灸でピンポイントに温めていただきたいところです。

お灸は「台座灸《だいざきゅう》」というタイプを使うと簡単です。据え方はP.140を参考にしてください。

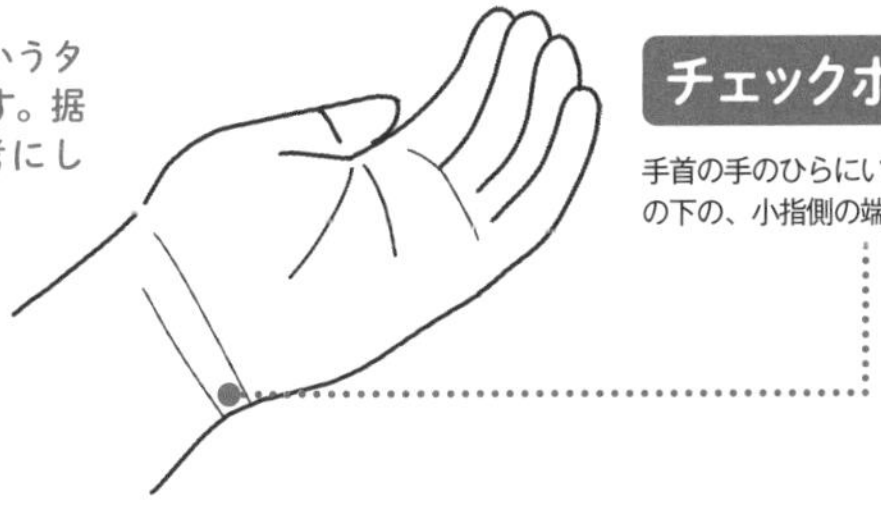

チェックポイント!

手首の手のひらにいちばん近いシワの下の、小指側の端あたり。

食欲がない

養生 お腹に手を当てる

仰向けでごろりと寝転がった状態で足をのばしてください。あばらの下を両サイドから触っていって重なったところにある骨が胸骨です。この胸骨とおへそのちょうど真ん中あたりをやさしく触ってみてください。ここは中脘《ちゅうかん》というツボでお腹の動きが悪くなっていると固くなっていたり、つまった感じがすると思います。冷たいものを食べたり飲んだりすると、お腹の動きも悪くなりこのあたりが固くなりがちです。こうなると食欲も出にくくなります。

夜寝るときなど、ここに手当てして時間をかけてゆるめていきましょう。あとは無理して食べないように。お腹を養ってあげてください。

チェックポイント!

胸骨とおへそを結んだ線上の真ん中のあたり。

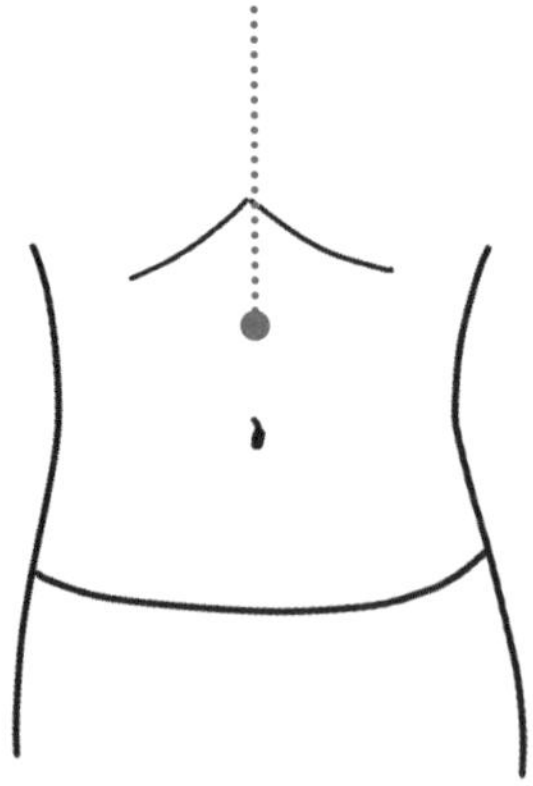

手のひらを当てて、じんわりと温めます。

消化器系の不調 5

食べ過ぎ

養生

太ももをのばす

お腹はいっぱいだけど好物だから……とついつい食べ過ぎてあとから胃がしんどくなって後悔するときってありますよね。そんなときの対処法です。

食べ過ぎや呑み過ぎで胃が疲れると太ももの外側やむこう脛《ずね》のあたりが重くなったり、だるくなったりします。別に歩きまわったわけじゃないのに太ももがパンパンに固い……みたいなことはよくよく観察してみるとけっこう遭遇します。

正座をした姿勢で後ろに倒れるようにして太ももやむこう脛をのばしたりしてみましょう。このあたりがゆるまると胃がすっきりしてきます。

食べることは人生の楽しみですから、おいしく食べられる体に整えておきたいですね。

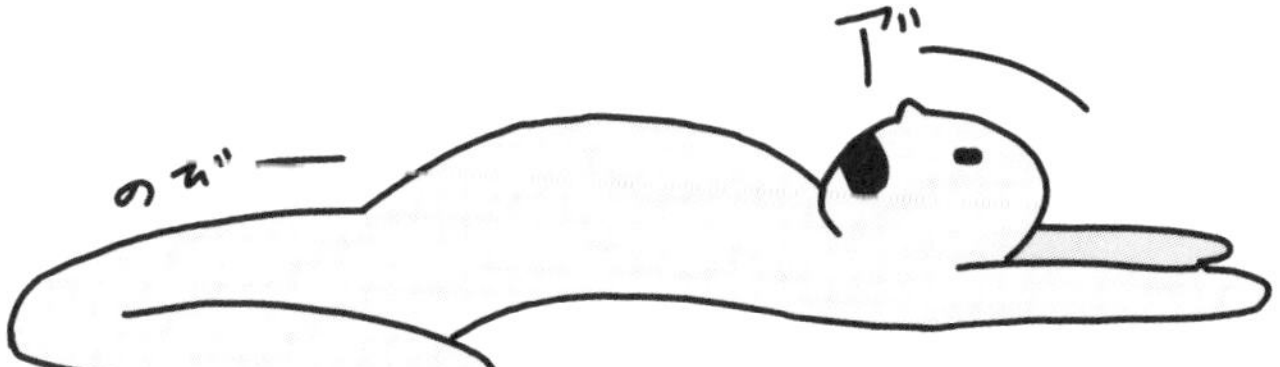

正座をしてそのまま後ろに倒れ、太ももの前側をのばします。体が固い人は片足ずつ。膝が痛くて曲げられない人は手でほぐしましょう。

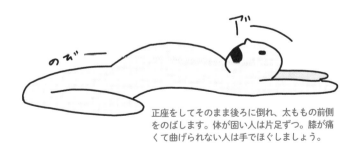

吐き気

養生　足裏に蒸しタオル

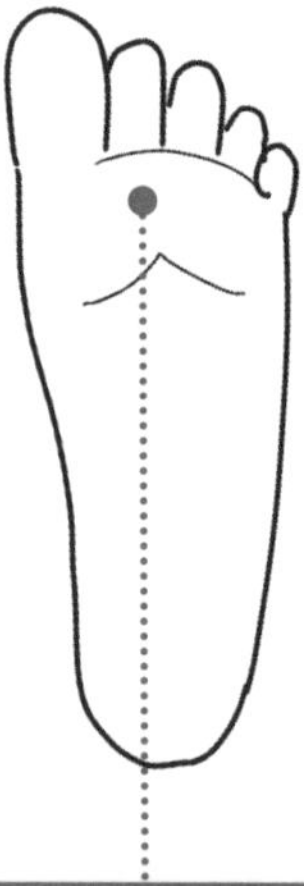

チェックポイント!

足の人差し指を曲げて足裏につけたとき、人差し指の中央が当たる場所。

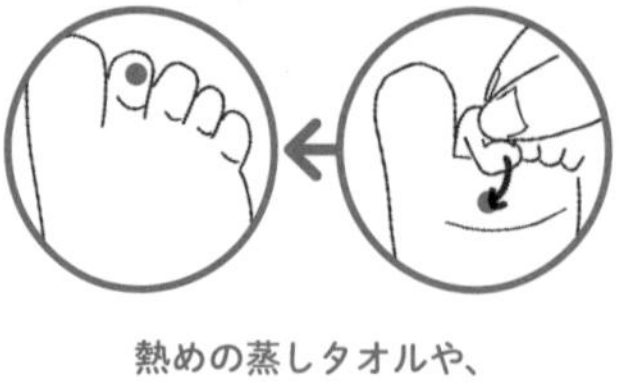

熱めの蒸しタオルや、お灸で温めましょう。

つわり、二日酔い、食あたりなど吐き気のお悩みには裏内《うらない》庭《てい》です。まず足の人差し指の裏側の中心に印をつけます。次にその人差し指をぐいーっと曲げて足の裏にくっつけます。はじめにつけた印が足の裏についた場所が裏内庭（P39に出てきた内庭の裏側だから裏内庭です）。このツボは熱く感じるまで温めて刺激をするのがセオリーです。お灸を据えたり、熱めの蒸しタオルを当てたりして温めましょう。吐き気があるときはなかなか熱さを感じにくいかもしれませんが、感じてくると吐き気がいくぶんかゆるみます。気分が悪いときにこんなことやってられないかもしれないけど。まわりでしんどそうな人がいるときのために覚えておくと便利ですよ。

婦人科系の不調

生理の不調

養生

膝の上をほぐす

生理の全体的な流れは3日前あたりから徐々に体が平常時と比べてのぼせの状態になり、開始とともに熱を排出して冷えの状態になります。

毎月決まってこのようなダイナミックな変化が起こるのがすごいことなんですけど、周期内のどの時期にどのような悩みが起こるかというのはまず把握しておきたいところです。

生理の痛み全般に対してはまず一番に冷やさないで温めることを行います。温かい服装を心がけていただくことや、蒸しタオルなどでおへその下を温めることも下腹部の緊張をゆるめて痛みの軽減につながります。

また、太ももの血海《けっかい》は婦人の血の病に関係が深く、血を整えるツボということで生理不順のときによく使います。

触るとズンと響きます。本気で押したらどこでも痛いので、アボカドを触るような感じで指の腹で押さえてみてください。できればお灸を据えたいところ。

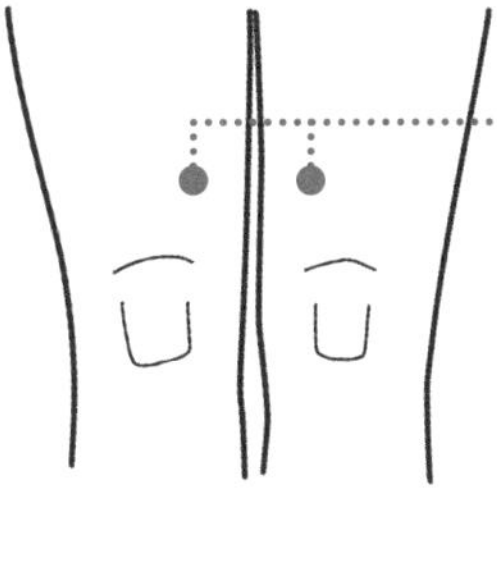

チェックポイント!

血海は、膝の皿の内側の角から指3本くらい上のあたり。

冷え

養生 冷えの部位別にケア

冷え症でお困りの人のお悩みを聞くと、人によって実に様々な冷えのお悩みがあることがわかります。冷え性には大きく分けると「手足の末端が冷える」「下半身が冷える」「足首が冷える」などのパターンがあります。それぞれに冷えの原因も変わりますから、まずは自分がどのタイプの冷えなのかを知ったうえで上手に対処していくことが必要です。

手足末端の冷え

軽く体を動かす

ストレスや緊張しやすい人、女性に多い冷えのタイプ。緊張することで体の手足の末端の毛細血管の巡りが悪くなり、冷えを感じるようになります。身も心も緊張に偏っている人が多いので軽い運動、手足をほぐすなど体に心地よい刺激を入れてあげることが必要です。また、CHAPTER 2の普段の暮らしの養い方を参考に、生活の中で緊張を養っていくトライをしていきましょう。

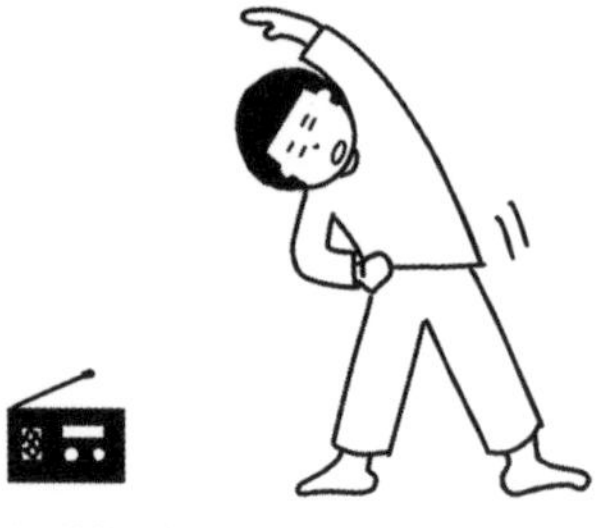

ラジオ体操や軽いジョギング、散歩など。
疲れ過ぎず動いてすっきりする運動を。

下半身の冷え

へそ下や お尻を温める

下半身全体がやたら冷えるというタイプは、疲労などによって腰や股関節まわりの筋肉が固くなり、下肢の血流が悪くなっているのが原因であることが多いです。腰痛と組み合わさることもあります。冷えを感じる下半身に厚着をするだけではなかなか温まりません。おへその下やお尻などを蒸しタオルでしっかり温めて、原因となっている体の中心部の血流を促しましょう。

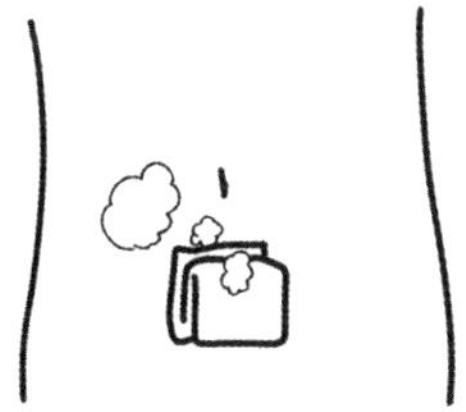

温めた蒸しタオルをへそ下や、お尻の割れ目あたりに置いて温めます。

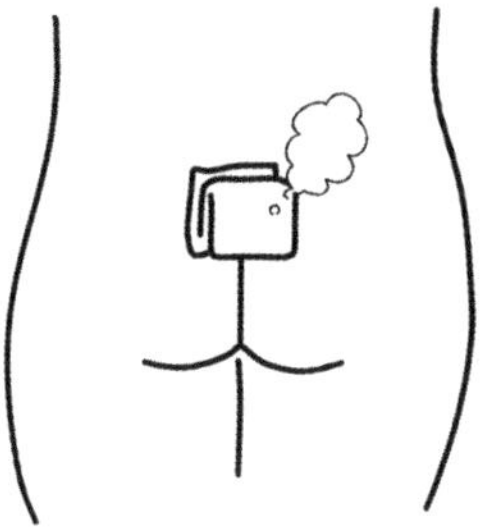

足首の冷え

くるぶしにカイロ

冬場だけ、特に足首だけ冷えるというタイプはやはり足首がポイントになります。足首は動脈の通り道ですからこのあたりが固くなると巡りが悪くなって冷えやすくなります。目安になるのは内くるぶしとアキレス腱の間のへこんでいるところ。触ってみるとグミのようなグニグニしたコリができていると思います。冷えるときは貼るタイプのカイロなどを貼ってみてください。

チェックポイント!

内くるぶしとアキレス腱の間のへこんでいるところ。

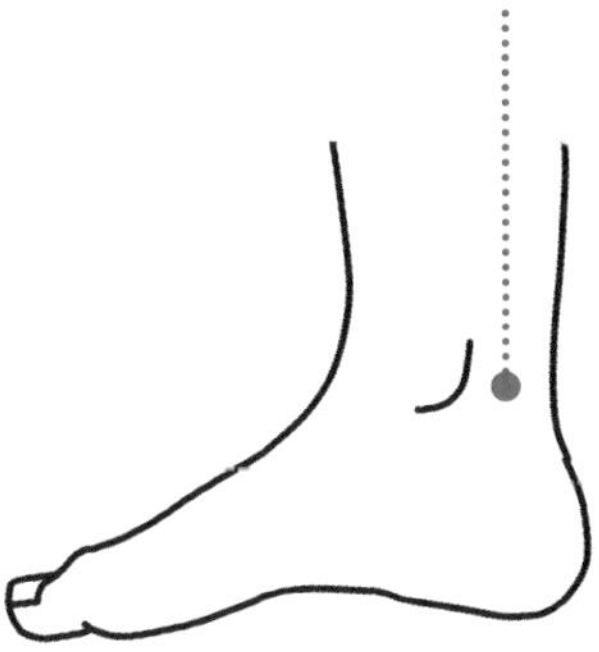

ツボから足首の後ろをカバーするようにカイロを貼ります。

疲れがとれない

養生 お疲れ度別にケア

疲れを感じたら固さをチェック

お疲れ度
★

腰を温める

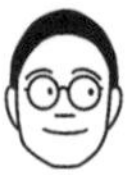

体は猫のようにしなやかでリラックスできているのが理想です。固くなっていると常にどこかに力が入っていることになります。そうすると体が動かしづらいので、疲れやすくてしんどい思いをすることになります。対処法としておススメは、腰を温める方法です。ウエストのくびれから腰までの間を蒸しタオルなどで温めましょう。腰がゆるむと体のキレがよくなり、疲れにくくなります。

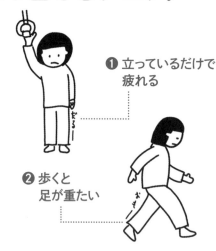

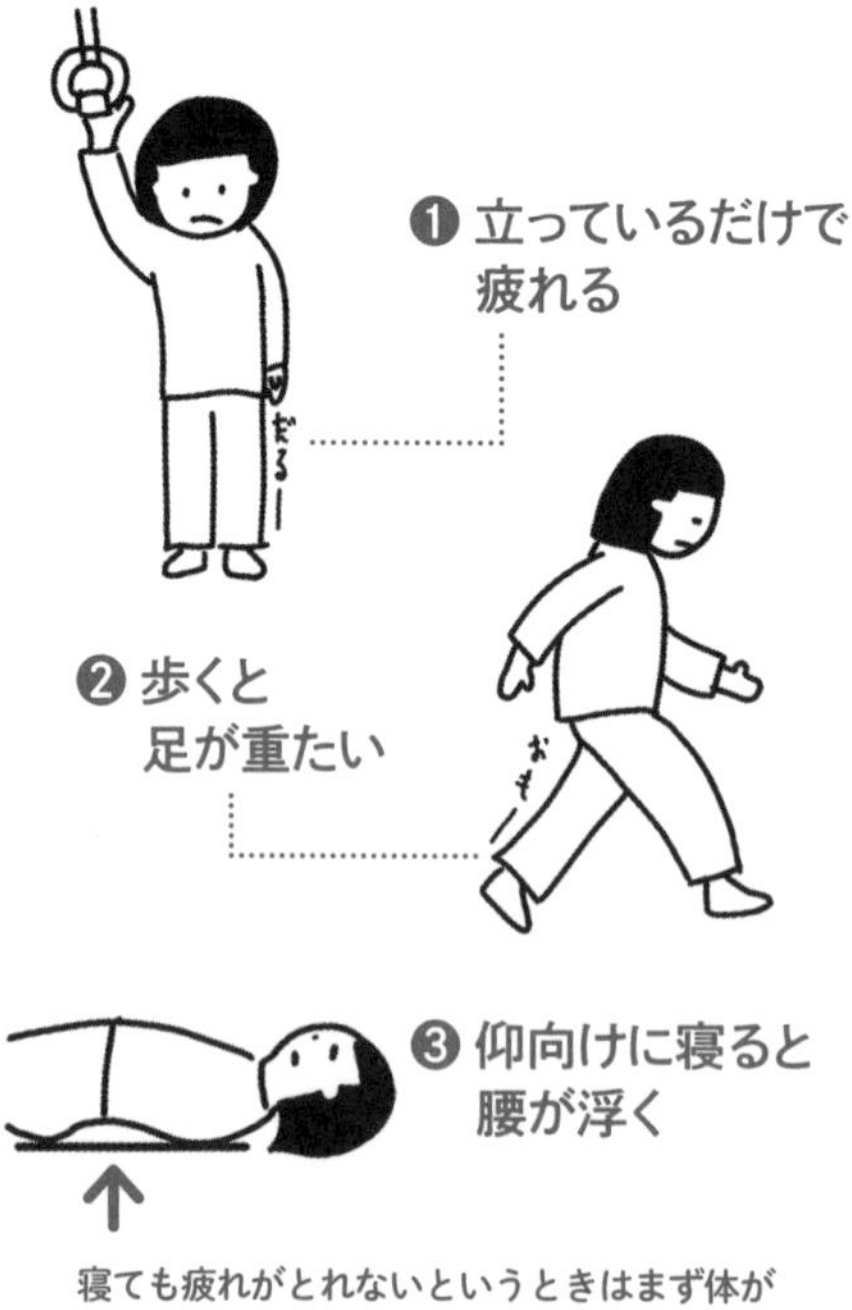

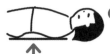

寝ても疲れがとれないというときはまず体が固くなっていないかチェックしましょう。「立っているだけで疲れる」「歩くと足が重たい」「仰向けに寝ると腰が反って浮いてしまう」こんな状態は体が固くなっているサイン。

お疲れ度
★★

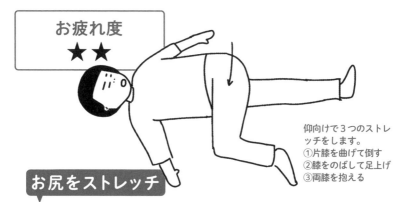

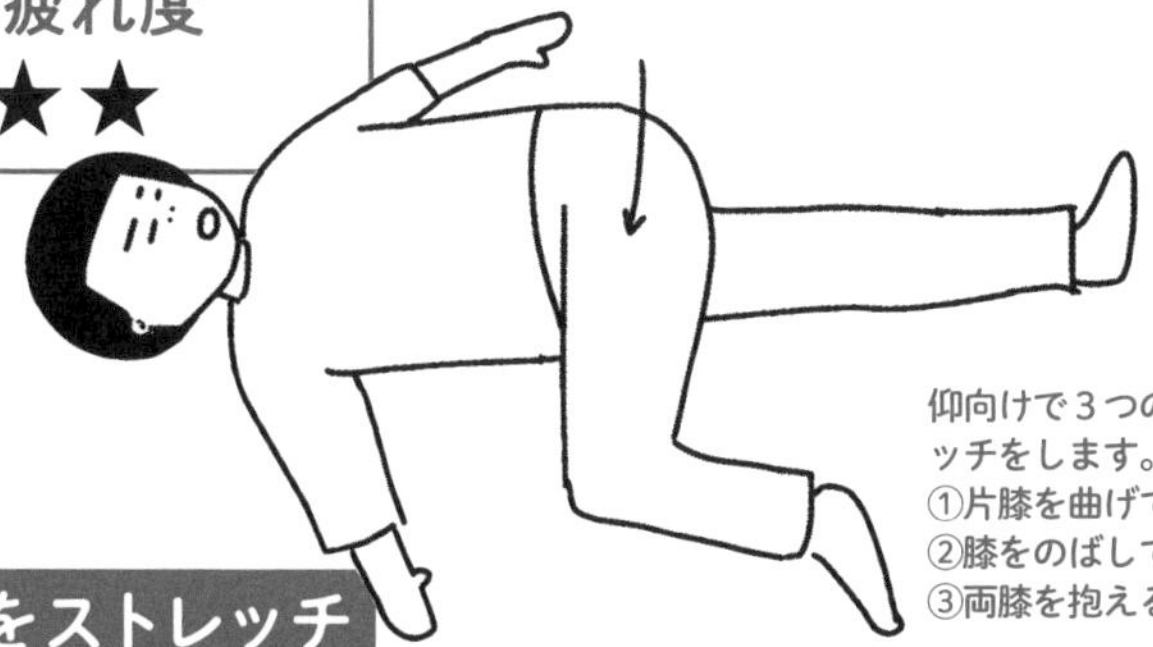

仰向けで３つのストレッチをします。
①片膝を曲げて倒す
②膝をのばして足上げ
③両膝を抱える

お尻をストレッチ

温める気力がないときは疲れると固くなりやすいお尻ストレッチだけでもしておきましょう。仰向けで片膝を上げます。そのまま上げた膝を反対側へ倒してお尻をゆっくりとストレッチ。これを左右で行います。お尻がゆるまったら、余裕があれば片足ずつ膝をのばして持ち上げ、太ももの後ろをのばしましょう。最後に両膝をお腹の前に抱えて腰をのばせばパーフェクト。無理してのばさず楽にのばしましょう。ストレッチが終わった後に、体がゆるんでリラックスできていたら◎です。

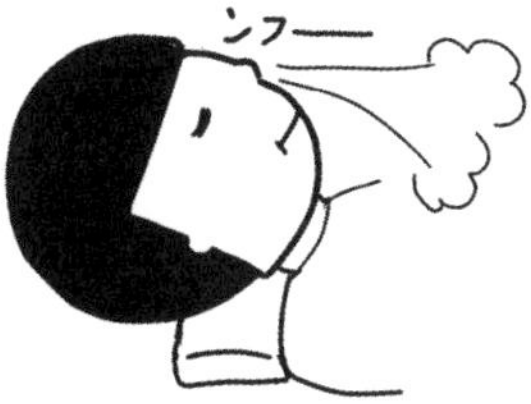

布団に入ったら、しっかりと息を吐いてリラックス。

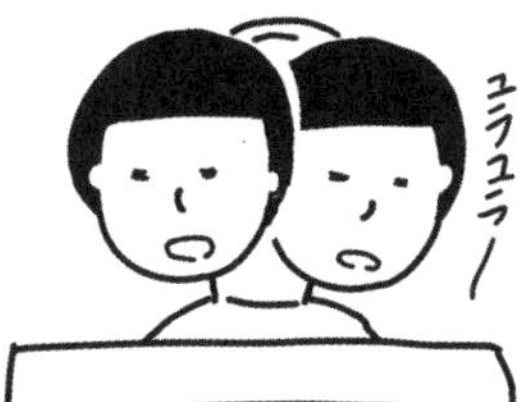

続いて、頭を左右にユラユラ～と動かし、首まわりの緊張をほぐしましょう。

お疲れ度
★★★

寝る気で寝る

温めるのも、ストレッチも元気がない……そんなときもあると思います。そんなときは寝る気で寝ることが大事です。「気がついたらソファで寝ていた」「寝る直前までスマホを見ていた」などは体が寝る気になっていないから、力を抜いて寝ることができません。布団に入ったらまずしっかりと息を吐く。頭を軽く左右に動かして首と肩をゆるめる。猫のように体の力が抜けるように意識する。いつの間にか寝落ちするのと寝る気で寝るのでは、疲れのとれ方が違います。

寝つきが悪い

養生　足を温める

東洋医学では「怒ると気が上る」なんてことをいいます。顔が真っ赤になって肩が上がって、みたいなイメージです。

こんな具合にイライラしているときや、目や頭を使い過ぎたりすると体って〝のぼせ状態〟になるのですが、こうなると寝つきにくくなります。

そういうときは足湯をするとか足にお灸をするなど、足もとを温めてみてください。特におススメなのは足の甲の、親指と人差し指につながる骨の間にある太衝《たいしょう》というツボです。温めるとのぼせがとれて息が「ふー」と楽に吐けるようになります。私も眠気を逃がしてしまったときはここにお灸を据えて気を下ろし、眠気を手繰り寄せています。

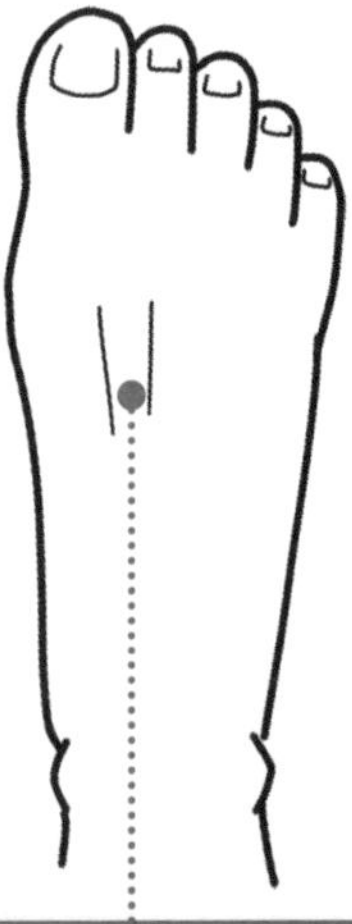

チェックポイント!

足の甲の、親指と人差し指につながる骨が交差するV字部分にあるくぼみ。

眠りが浅い

養生 寝床を温める

寝たのに眠りが浅くて疲れがとれないってことはよくあるのですが、こういうことには寝床の環境も影響します。簡単にいうと寝床が冷え過ぎていると眠りが浅くなるということがあります。

たとえば夏のクーラーが効いた涼しい部屋で眠っている間に布団をけってしまったのに窓を開けていて、はじめは涼しくてちょうどよかったのに夜中の間にぐっと寒くなってしまったとき、そして冬の寒いお布団など。寝床は熱々にしても寝つきにくいのですが、冷えていると夢を見たり、しょっ中目が覚めたりと、ぐっすり休みにくくなります。

夏にエアコンをつけるときや涼しくなってきた秋口は、きちんと布団をかぶること。冬は布団乾燥機を使って寝床を心地よい程度のホカホカにするなど、環境を整えてみてください。

早く目覚めてしまう

養生 眠る前に体をさする

まだ寝ていて大丈夫な時間なのに目覚ましが鳴る前の明け方近くに目が覚めるみたいなことってありますよね。

こういうのは疲れや加齢によって体を鎮め、深く寝るための体力が不足していることが原因です。日が昇って鳥が鳴いたり、人が動きだしたりというちょっとした朝の気配を敏感に感じとって目がパチリと開いてしまいます。

二度寝できる場合はまあよいとして、時間があるのに寝られない場合は、寝る前に体を鎮めることを意識しましょう。簡単なところでは、体をゆっくりさすること。ゆっくりさすると体が沈静化し、眠りに向かいやすくなります。お灸やストレッチも体が鎮まり寝る体力を養いましょう。

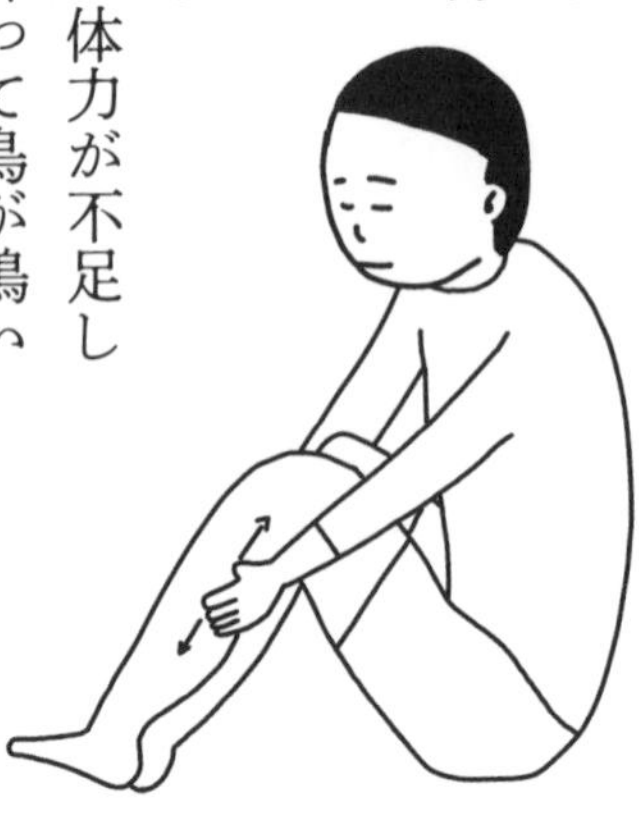

手のひらをこすり合わせるなどして温めてから、すねやふくらはぎなど疲れを感じるところをゆっくりさすりましょう。

眠すぎる

養生 鼻の下をグーで押す

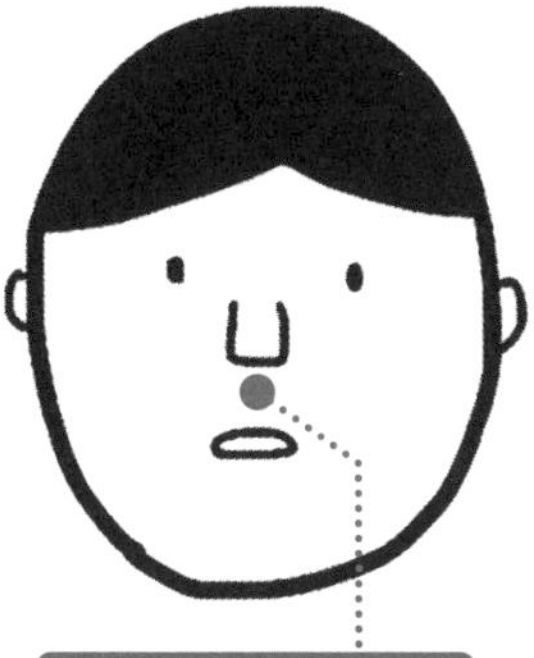

チェックポイント!

鼻の下のみぞの中心あたり。

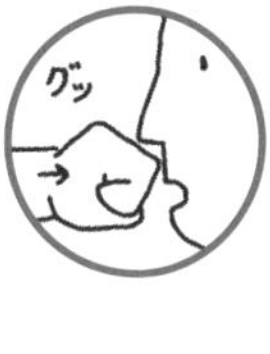

眠ってはいけないときに限って眠くなってしまうことってけっこうありますよね。時間のゆとりがあるのならいっそゆっくり眠っていただきたいところですが、仕事中など、どうしても眠ってはいけないときもあると思います。

そんなときは水溝《すいこう》というツボを使います。鼻の下のみぞの中心に、手をグーにしてグッと押し込むようにしてみましょう。このツボは気を失ってしまった人の気つけなどに使うツボで、刺激をすると覚醒します。

このツボは人体の急所でもありますので、自分で押すのはかまいませんが、眠そうな人の水溝を勝手に押すのはやめてくださいね。

リラックスできない

養生　口を開ける

日常はリラックスして過ごしていただきたいのですけど、これがなかなか難しい。無意識に力が入って固くなっている人は多い。力を抜くって意識だけでは難しいものです。そんなときは口の動きに注目をしてみましょう。

・リラックスしたいときは口を開く
・力をためたいときは口をすぼめる
・気合いを入れたいときは口を閉じる

口を閉じると集中しやすいのですけど、そのままでいると力が入り過ぎて気づいたら体が固くなってしまうなんてことが起こりやすい。

たまに口開けてゆるまってください。

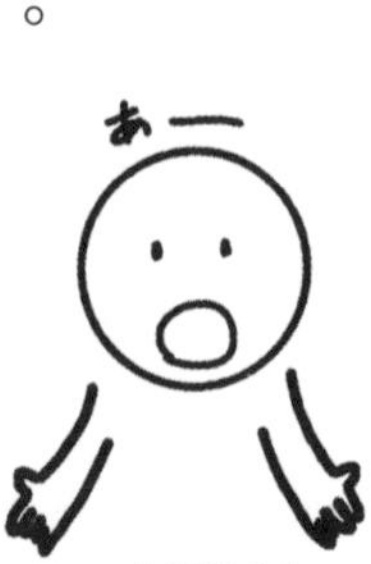

口を開けると
リラックス

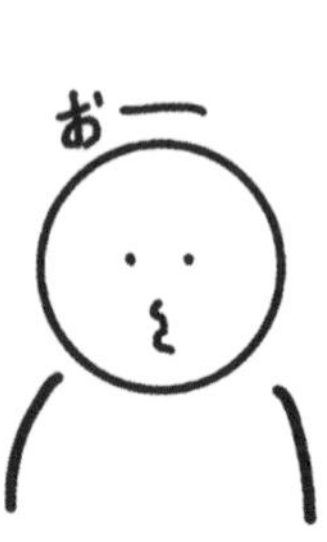

口をすぼめると
力がたまる

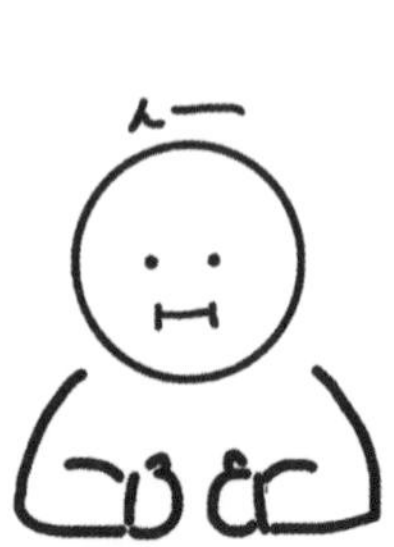

口を閉じると
気合いが入る

イライラする

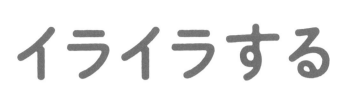

養生　バンザイでスキップ

カンフーをやっている友人に教えてもらったイライラを瞬時に鎮める方法。その名もスキップ養生です。簡単にいうとバンザイしてスキップをします。気が停滞するとイライラ、ソワソワしやすくなりますので、スキップをして巡らせるのです。

このようにバンザイして胸郭を動かすとわき腹の気が動きやすくなります。その姿勢のままスキップをします。スキップは瓶の中の液体をかき混ぜるのと同じで重心を上下させることで気を巡りやすくさせます。外でやるのが恥ずかしいときはおうちの中でぐるぐる回るようにしてスキップをします。本当に怒っているときはスキップなんてできないかもしれないけど、ちょっとしたイライラのときには試してみてください。

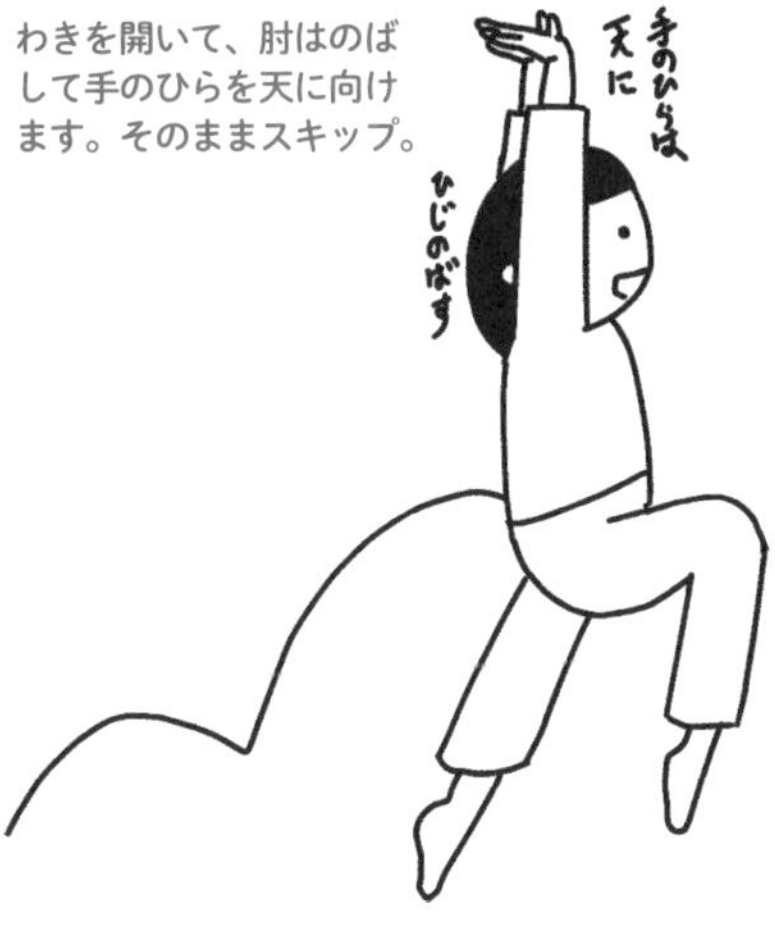

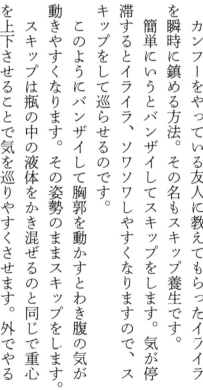

わきを開いて、肘はのばして手のひらを天に向けます。そのままスキップ。

ゆううつ

養生　ため息をつく

気まずいことがあってゆううつになると、ついついため息をついてしまうことってありますよね。

東洋医学では気を使って五臓の〝肺〟が弱ると、愚《ぐ》痴《ち》やため息が出やすくなるといいます。緊張して体がカチコチになって、呼吸が浅くなっていますから。ということは、つまり愚痴やため息を吐き出すことで、〝肺〟の働きを助けているといいかえることもできるんです。

人前でため息をつくわけにはいかないから、ついついがまんしてしまっていませんか？　まわりの目が気になるときは人がいないところで盛大にため息をついてみましょう。「ハア～」とため息をついて息を吐き切ると、新鮮な空気が自然と入ってきます。

ため息くらいついたっていいじゃないか人間だもの。

メンタルの不調4

ソワソワ落ち着かない

養生

腕の内側を握る

なんだか胸騒ぎがする、ソワソワするというときってありますよね。

「虫の知らせ」ということもあるかもしれませんけど、体の不調という場合もままあります。このような胸の不快感は心《しん》包《ぽう》経という腕の内側の経絡によく影響が表れます。

このあたりは元気なときは柔らかいのですが、巡りが悪くなっているとカチカチに固くなりソワソワを感じやすくなります。巡りをよくするポイントになるのは腕の内側で肘のシワと手首のシワのちょうど真ん中のあたり。郄門《げきもん》というツボです。このあたりを握るようにして、やさしくほぐしてゆるめましょう。

チェックポイント!

腕の内側の中心ライン、手首と肘のシワの中間あたり。

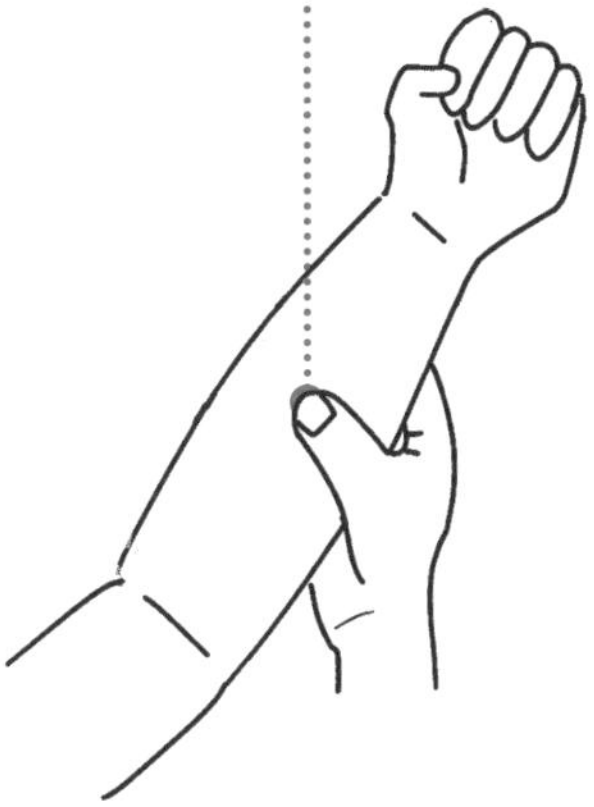

ツボあたりを、握手をするようにやさしく握ってそのまま何度か深呼吸をします。

不安

養生 おへその下に手を当てる

生きていると、怖いことや不安なことってたくさんありますよね。

東洋医学では不安な気持ちは五臓の〝腎《じん》〟と関連すると考えています。不安を長く感じることで〝腎〟が弱る。疲れるなどしてさらに〝腎〟が弱ると、より強く不安を感じるようになります。

だから同じ出来事でも、感じる不安は体調や人によって違います。元気な人からしたら「全然気にならない」ということが、疲れて〝腎〟が弱っている人にとっては「不安で不安でしかたがない」ということになったりします。こういうのは個人差があるとかいうレベルではなくて全然違うってことです。

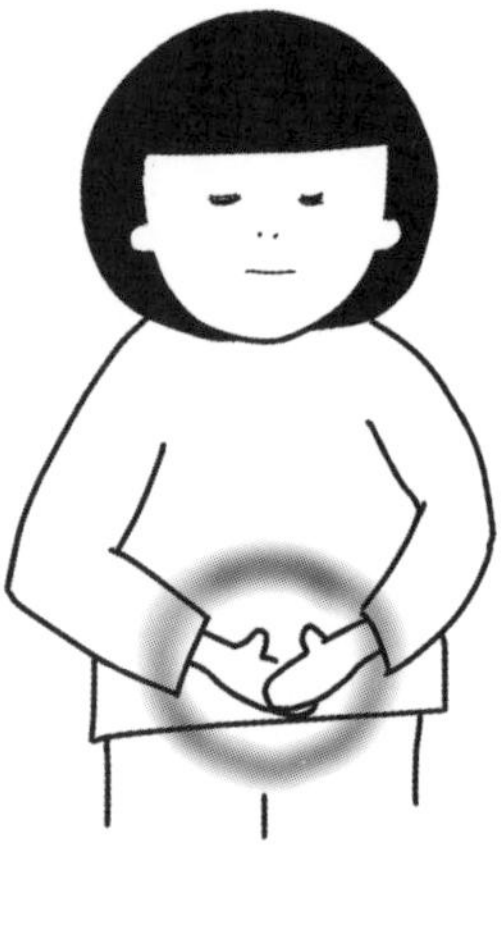

こんなときはおへその下に手を置いて温めて〝腎〟を養いましょう。おへその下が温まって呼吸が深くなると、不安な気持ちが和らいでいきます。

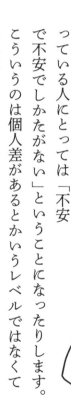

焦ってしまう

養生 あきらめる

嫌でもやらないといけないことというのはあるんですけど「やった方がいいんだろうけど……」と悩み続けるのはこれ自体が体を消耗させる原因になります。掃除、ダイエット、英会話……ｅｔｃ.。家でも会社でもやった方がいいことは無限にありますが、一日でできることはたかが知れています。

人間は一日やひと月でできることを多く見積もり過ぎる傾向があるそうです。もう少しハードルを下げてあげないといけません。

ちなみにあきらめるってなんだか悪いことのような気がしていますけどもともとは〝明らかにする、つまびらかにする〟といった意味なんだそうです。

今日一日を上手にあきらめることができれば明日気持ちよくスタートを切ることができます。

これがあきらめ養生です。

養生

CHAPTER

HOW TO

02

YŌJŌ

不調を防ぐ

普段の暮らし方

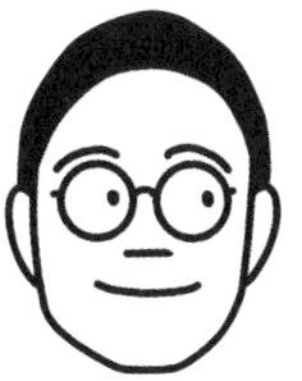

何かあったときに手当てができるというのも大切ですが、そもそも不調が起こらないように、普段を元気に過ごせるように、日々の暮らしを整えることはもっと大切です。それこそが本当の意味での「養生」であります。とはいえ普段の暮らしってあまりにも日常すぎて意識するのが難しいもの。改めて養うコツについて考えていきましょう。

養生

呼吸を整える

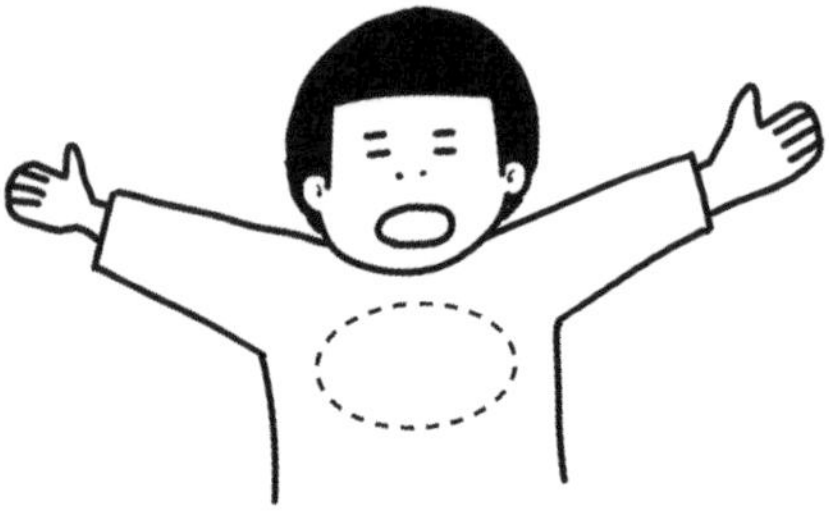

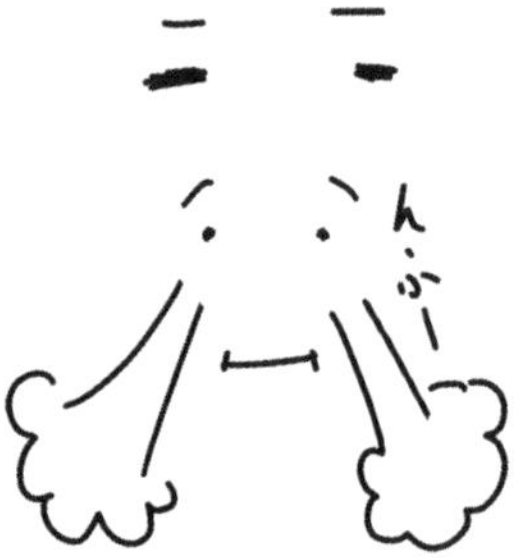

胸のスペースを広げる

普段の生活って手を前にして用事をすることが多いですよね。パソコンとかスマートフォンとか、お料理だってそうです。こんなことができるのは二本足で立っているおかげでもあります。でもよくないこともあって、手を前に出す姿勢が長いと肩甲骨が広がって胸のスペースが狭くなってしまいます。こうなると呼吸が浅くなりがち。たまには両手を広げて胸のスペースを広げましょう。呼吸が深くなるのを実感していただけると思います。

呼吸は鼻から

あなたは鼻と口、どちらで呼吸をしていますか？　走るときなどは別ですが、普段の呼吸は鼻ですることを意識してみてください。鼻で呼吸すると鼻毛や粘膜が空気清浄機や加湿器のように働いて、ホコリや細菌などの異物をキャッチしてくれる。呼吸のリズムが深くゆっくりになる。酸素をより多く取り込むことができる。結果として風邪などの予防や気持ちを落ち着かせてくれることにもつながります。鼻呼吸ってなんだかすごいですね。

生きているということは吸って吐いての呼吸をくり返しているということです。呼吸を止めたら数分で人間は死んでしまうくらいですから、もっとも命に関わる行為といっても過言ではありません。私たちが生きるエネルギー源であり、そのリズムは自律神経や心にも影響を与えます。

深くゆったりとした呼吸は体を十分に巡らせ心を鎮めてくれますし、反対に浅く速い呼吸は体を固くして心の緊張を呼びます。こう考えると呼吸ってとても大切なのですが、その反面なんとなくはできているから疎かになりがちでもあります。改めて呼吸と向き合ってみましょう。

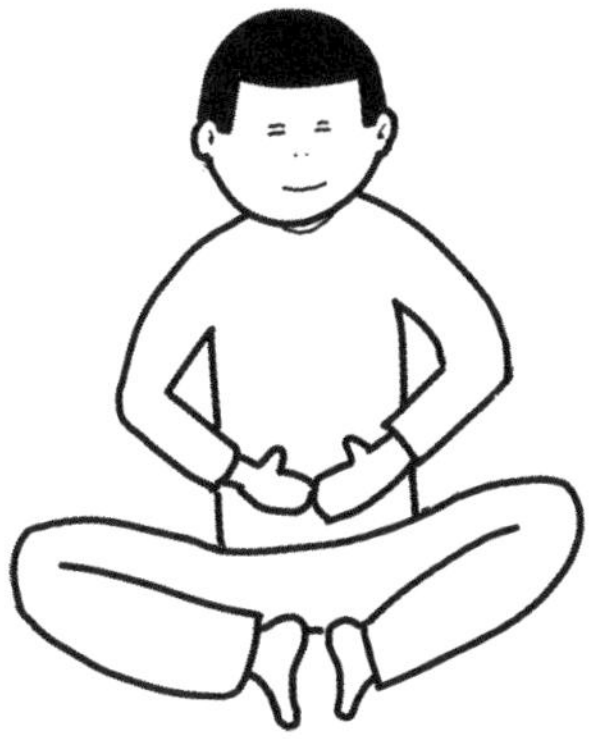

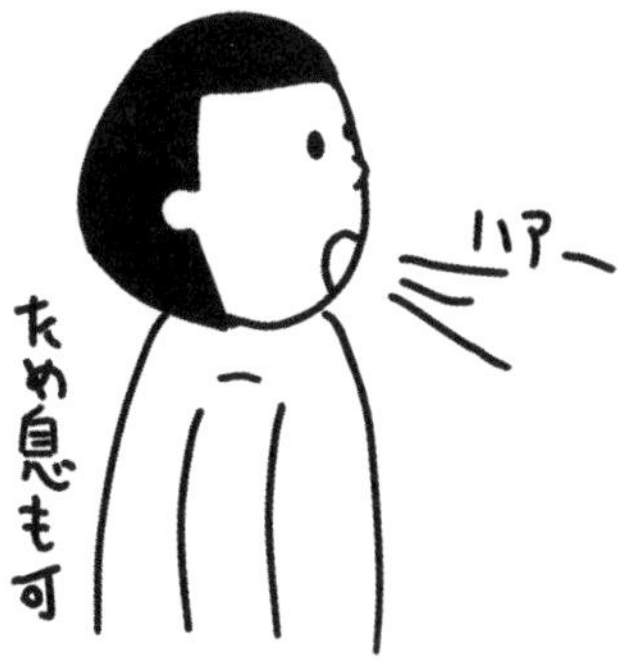

お腹を使って呼吸する

これはよく聞く話かもしれませんが呼吸には胸でする胸式呼吸と、お腹でする腹式呼吸というのがあります。どちらかというと腹式呼吸の方がよさそうなイメージがあると思う。そのとおりで、腹式呼吸の方が横隔膜を使った深い呼吸になるので巡りもよいし、心も落ち着きやすくなります。息を吸うときにお腹がふくらんで吐くときにへこんだらばっちりです。気がついたときにお腹に手を当てて意識をするようにしてみましょう。

しっかり吐く

呼吸は「吸う」のと「吐く」のとどちらが大切なのか？　なんとなく「吸う」ほうが空気を取り込んでいる感じがしますけど実は「吐く」ことの方が大切です。人の体は「吐く」ことより「吸う」ことの方が楽にできているので、意識しないで呼吸をしていると吸う方ばかりに偏りやすく、換気が不十分になってしまいます。なにしろ吐くこと。しっかり吐くと自然と空気が入ります。存分に吐いて吐ききってください。

呼吸が整うと心も整う

運動したり、緊張したりすると呼吸は速くなるし、お部屋でリラックスしているときはゆっくりになります。呼吸のリズムは心の状態を表現します。これには逆の影響もあって、リラックスしていいときでも呼吸が速いと心はソワソワと緊張状態になります。心を鎮めるにはまず呼吸を整えることです。つまりゆっくり息を吐くことです。

養生

朝起きるときは陽気を巡らせる

温かい朝ごはんを食べる

食事の中でも朝ごはんはできるだけ食べましょう。一日のリズムを作ってくれる食事だからです。朝に温かい食事をとることで体は温まり、気の巡りが良くなります。そして食事を咀嚼《そしゃく》する動作が体を目覚めさせてくれます。朝はあまり食べたくないという人は寝る前に、おへそと胸骨の間に手を当てるお腹の手当て(P.54)をしてみてください。

日を浴びる

なにしろ朝は日光を浴びて陽気を養いましょう。日光を浴びると体内の時計はリセットされます。これは体の陰陽のチューニングです。太陽を浴びた瞬間から陽気が巡って一日がスタートします。そして日が沈んでくると陰気が巡って体は徐々に鎮静化し、休息に適した状態になり、眠気を感じてきます。一日の始まりが終わりのリズムも作っているのです。

とりあえず外に出る

たとえば休日でも朝は気が向くなら一度は外に出てみてください。散歩でもいいし公園で朝ごはんを食べるのもよいです。朝に日光を浴びて体を動かすことで体内時計がリセットされ、夜眠りやすくするための準備が整います。動いてみてやっぱり眠いなと感じたら帰って軽く二度寝をしてしまうのもありです。

声を出す

休みの日に部屋で一人過ごしていると、声を出す機会がまったくなくて、なんとなく頭がすっきりしないなんてことはないでしょうか。声を出すことは音と一緒に空気を出すことです。読経、音読、挨拶なんでもよいので朝は声を出して発散をしてあげると陽気が巡り、一日をスムーズにスタートさせることができます。

朝になると日が昇り、夕方になると日が沈む。私たちの体もこの一日のサイクルの影響を受けています。

東洋医学では日中は体を温めて動かす「陽気」が巡って体が活動的になり、夕方以降は体を鎮静化させる「陰気」が巡って体を休める方向へ導くと考えます。この陰陽の切り替わりが健やかな生活のリズムを作ってくれることになるのです。

朝のテーマは陽気を巡らせること。陽気が巡ると体は温まり、活動的になり行動がスムーズになります。陽気を意識して一日を爽やかにスタートさせましょう。

乾布摩擦をする

体はゆっくりなでると落ち着いて、速くなでると覚醒するという性質があります。朝は体を覚醒させたいタイミングですから肌を速くなでる刺激がおススメです。朝起きて顔を洗ってからタオルで体をこすってみてください。お肌をタオルでゴシゴシとこすると体が温かくなってきて目が覚めます。

タオルを体にかけ、左右に引いてゴシゴシ

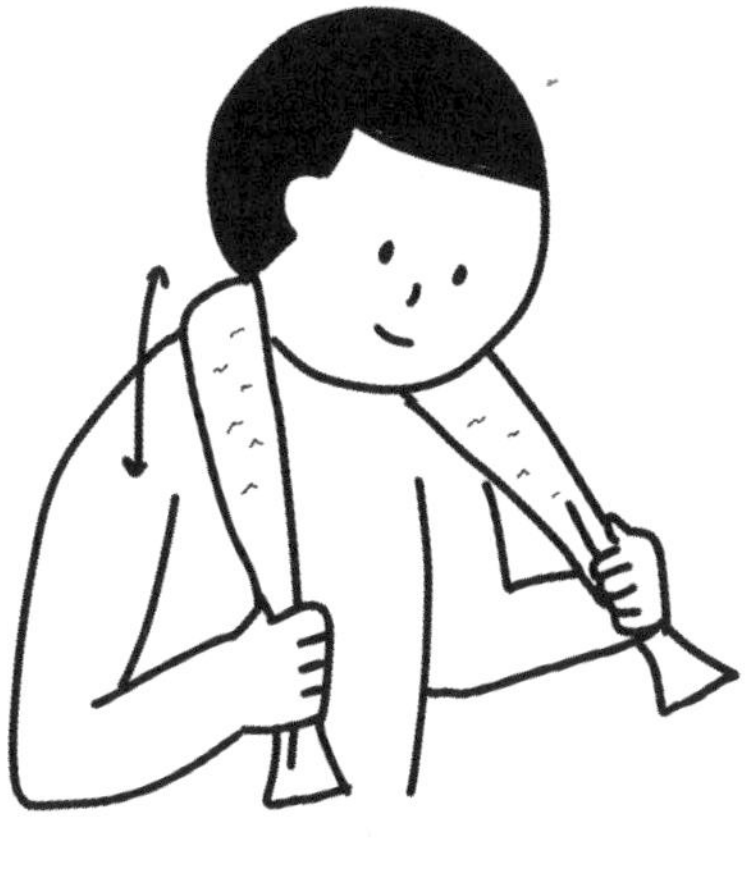

タオルを折りたたんでゴシゴシ

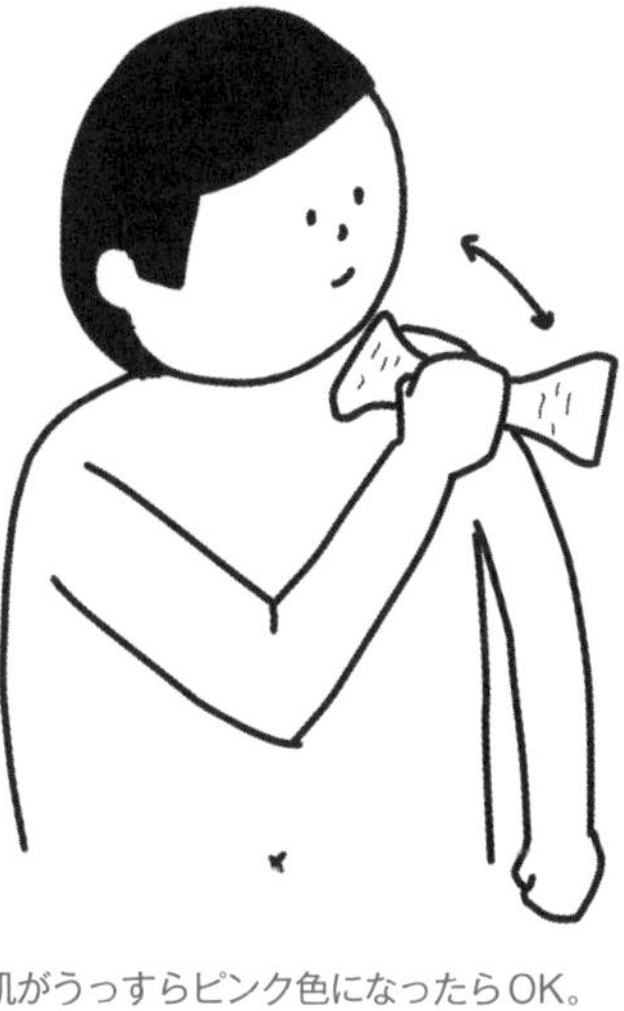

●上半身、首や肩や腕など ●リズミカルにこすります ●肌がうっすらピンク色になったらOK。

養生

準備をしてから寝る

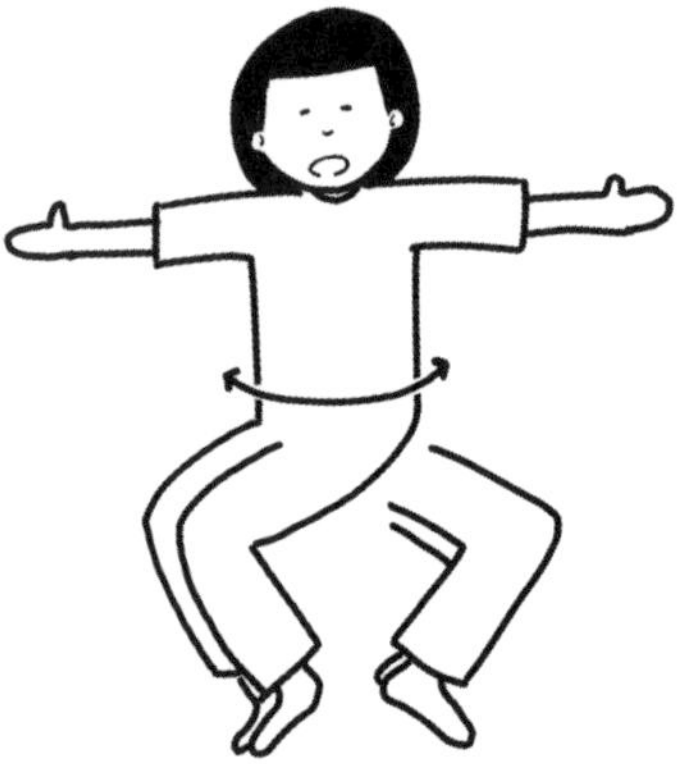

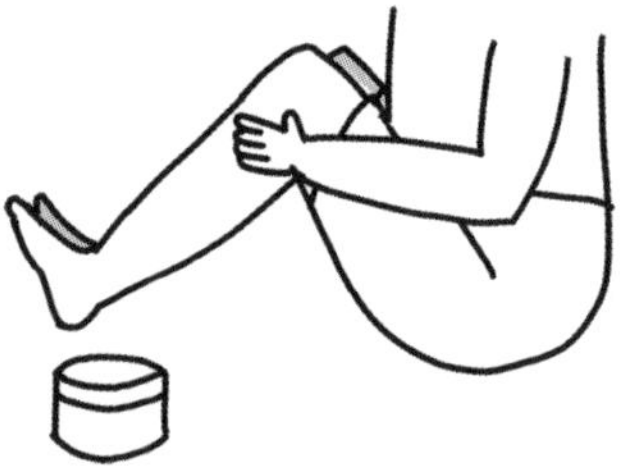

ゆっくり背骨を動かす

眠る準備におススメなのはストレッチなどでゆっくりと背骨まわりの筋肉をほぐすことです。腰をひねる、両膝を抱えるなどして背骨まわりをゆるめます。体って疲れると固くなって、力を抜いているつもりがどこかに力が入っていて、寝る姿勢をとりにくかったり、深い睡眠を邪魔したりします。背骨まわりは特に固くなりやすいところ。ぐっすり眠るためにはゆるめてから眠るのをお忘れなく。

クリームを使って足をほぐす

マッサージって人にしてもらう方が断然気持ちよいんですけど、クリームやオイルを使うと自分でほぐしてもかなり心地よく感じるものです。マッサージ用の滑りがよいものならばなおよいですが、ボディ用でもハンド用でもあるものでOKです。足の甲とか足首まわりは疲れて固くなりがちですから指を滑らせるようにほぐしましょう。固さがゆるむのに加えて気持ちよさが快眠に導きます。

子供は急に眠くなる 大人は急に眠れない

子供の頃って疲れたらすぐに眠ることができます。さっきまで遊んでいたのに気がついたら寝てる……みたいな。でも大人になると、疲れているのに、眠ろうと思っても眠れないことが増えてくる。体を鎮める陰気は主に加齢と疲労によって消耗します。若く元気なうちは陰陽ともに気が充実していますからいつでもぐっすりなのですが、大人になるとそうはいかなくなるのです。

日中に仕事を片づけて、夕方からはゆっくり過ごし、夜は心も体も鎮まった状態でお布団に入る。このような流れなら夕方から夜にかけて、陰気の作用によって体は徐々に休む方向へと傾いていきます。しかし実際には夕方を過ぎて働くのなんて当たり前になっているし、眠る前ギリギリまで何かしら用事をしています。

こうなると心身が興奮してしまい体を鎮める陰気を巡らせることができないので、眠ろうと思っても眠れないとか、眠っているのに疲れがとれないなんてことになりがちです。スイッチを押したらすぐに電源が切れる……とはいかないのが人間の難しいところです。夜には夜の眠る気力(陰気)の養い方があります。

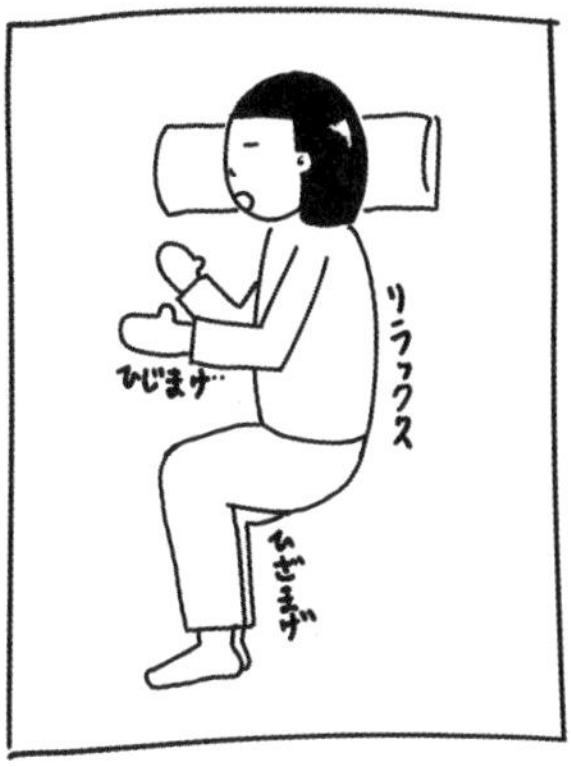

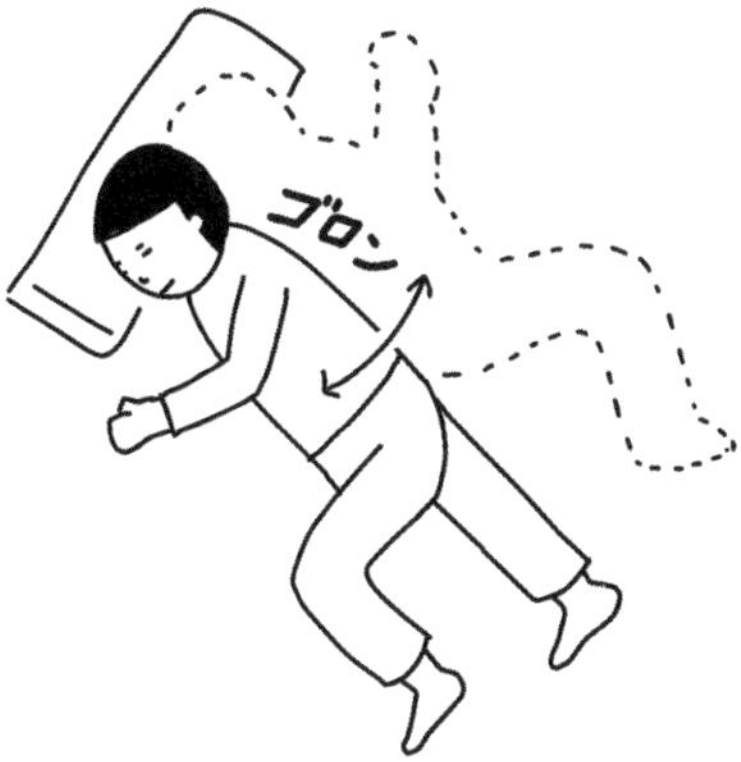

獅子眠《ししみん》

布団に入って眠くなったら両膝を曲げて横向きになる。この姿勢を「獅子眠」といいます。眠る姿勢はご自身が楽に感じればそれでよいのですが、まれに無理して仰向けで寝ているという人もいらっしゃいます。仰向けは腰が反る姿勢になりやすく力が入ってしまったり、腰が痛くなったりして意外と眠りにくい。それに対して獅子眠は腰に負担がかかりにくく呼吸も楽ちんです。たまにはこんな横向き寝も試してみてください。

寝返りを打つ

しっかり疲れをとるためには、寝返りを打つことがとても大事です。たまに「寝ついたときの姿勢で朝を迎えます」という人もいるのですが、同じ姿勢が長く続くと体は固くなります。そう思うと寝相の悪さというのはむしろ体にとってはよいことなのです。枕が低過ぎたり、布団が柔らか過ぎたりすると寝返りを打ちにくくなります。眠る前に左右にコロコロと寝返りを打つ、寝返りの練習をしてから寝るというのもおススメですよ。

十分な時間を確保する

子供から大人になり、忙しくなっていく過程で睡眠時間は徐々に削られがちです。なんとか動けるギリギリの時間に設定している人が大勢います。適切な睡眠時間というのは7～9時間くらいといわれていますが、必要な睡眠時間は体調によっても年齢によっても変動します。たまにはいつもより多く眠ってあなたにとっての適切な睡眠時間を探してみてください。

養生

まっすぐ立つ

立ち方のお手本

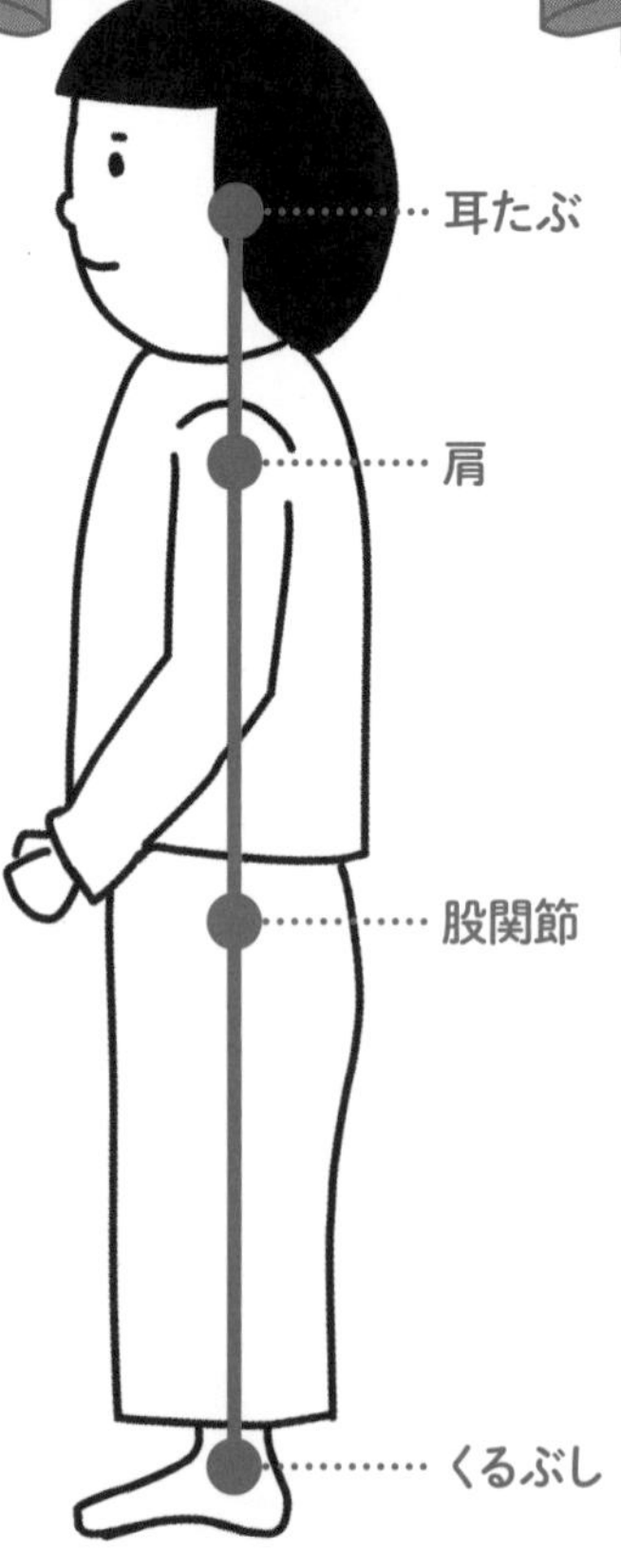

耳たぶ・肩・股関節・くるぶしが
１本の線上にあるのを目安に。

つま先がまっすぐ前で、後ろから見て左右のバランスがよいように。片方の肩が上がったり下がったり、ねじれていないこと。そして横から見たときに耳たぶ・肩・股関節・くるぶしが１本の線上にあること。そしてリラックスできていることです。よい姿勢を意識するときに胸を張るというのがありますけど、これは余計な力が入っていてけっこう疲れます。胸よりもむしろお尻の穴をしめるように意識してみてください。

足の裏のどこに重心があるか意識してみる

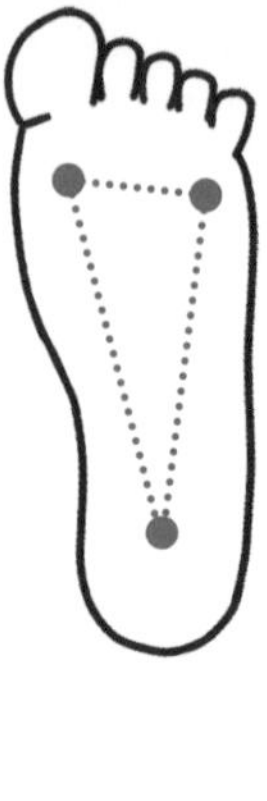

台所仕事や信号待ちなど、ふだん何気なく立っているときに気にかけてほしいのが「足の裏のどこに重心がのっているか？」です。小指側だけ、または親指側だけに重心がのるような立ち方をしていると、体にも負担がかかります。ポイントは「親指の付け根」「小指の付け根」「かかと」の３点にきちんと体重がのっていることです。

お世話になっている老師から施術が上手な先生と下手な先生の見分け方というのを聞いたことがあります。「姿勢がよくて動きがスマート」というのが上手な先生なのだそうです。よい姿勢はかっこよい、よい姿勢は力が抜けている、よい姿勢は疲れない。だから長いこと仕事を続けることができます。

そんな姿勢の基本は、まずはまっすぐ立つこと。これができているようで意外と難しい。まっすぐ立つことができればかっこよく、疲れにくい姿勢で毎日を過ごすことができます。

床の上に寝てみる

硬めの床にごろりと仰向けに寝てみると簡単に姿勢の癖をチェックすることができます。まずはなるべく力を抜くことを心がけ、それから姿勢を観察します。腰が反って大きくスペースが空いていませんか？　肩が浮いて床につかなくなっていませんか？　首や肩に力が入っていませんか？　ただ力を抜いて寝ることが意外と難しいのです。

やばくなる前にゆるめてもらう

体というのは本来、正しい姿勢でいるのが楽なようにできています。でも体が疲れて固くなっているとそうはいきません。本来は楽な姿勢をとっているのにいらぬところに力が入り、それだけでしんどさを感じてしまいます。そんなときはセラピストさんの力を借りましょう。楽に過ごせる体に整えるというのも必要なケアなんです。

スマホは顔の前で持つ

スマートフォンは顔くらいの高さに持つようにしてみましょう。胸の高さに持つと自然と目線が下がり、頭が前に出てしまいます。頭ってボーリングの玉くらいの重さがあります。背骨の上にのっている状態なら楽ができるのですけど、少しでも前に出ていると首は頭を支えるために緊張しないといけません。これが首コリの原因になります。

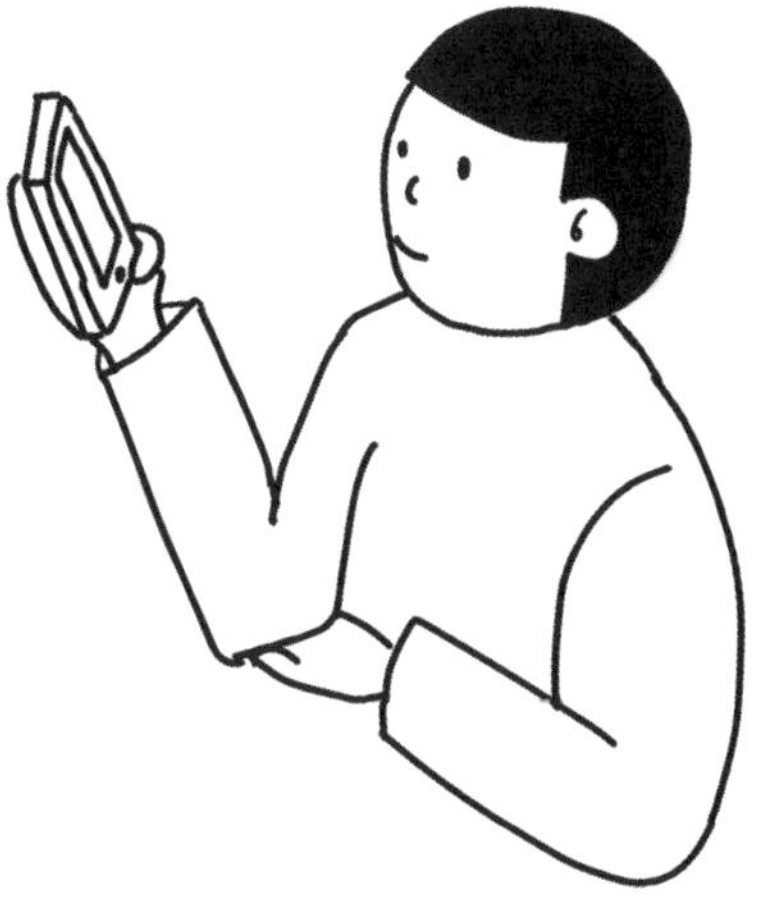

養生

根が生えたように座る

座り方のお手本

座るときに意識したいこと。両足はきちんと地面につけてブラブラさせないように、両方のつま先はまっすぐ前向き。イスには浅く腰かけて体重の6割は坐骨に4割は足の裏にのせるように。背筋をのばすより足元や骨盤が安定するように意識する。肘掛け、背もたれは姿勢が乱れるので使わない……座るのって案外難しいでしょう。

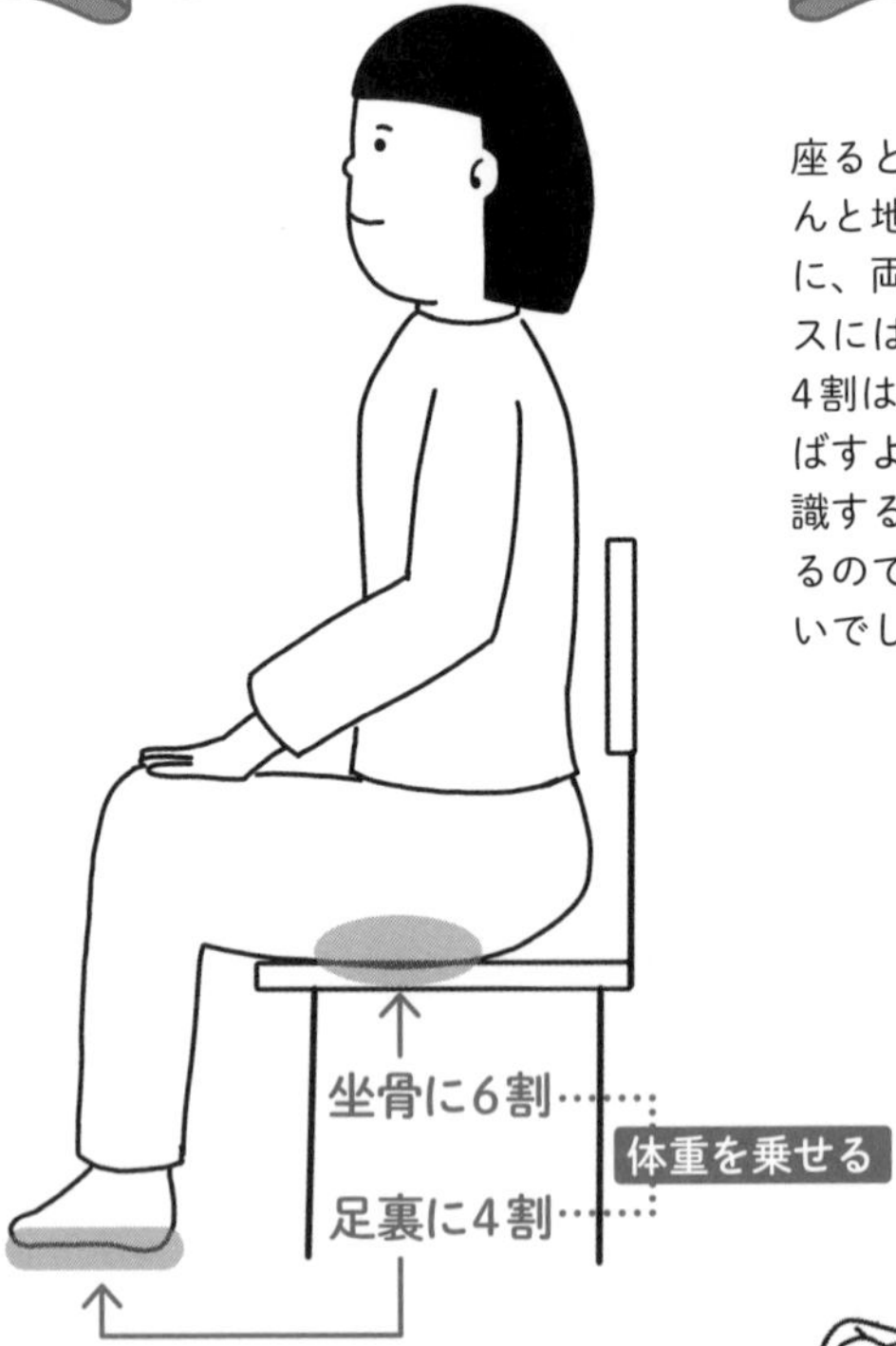

坐骨に6割
足裏に4割
体重を乗せる

イスは高さが合っていることが一番のポイントです。座イスやカフェにあるようなローチェアはのんびりしたいときにはよいのですが、座って作業するとどうしても姿勢が乱れます。働くイスと休むイスは分けるようにしましょう。

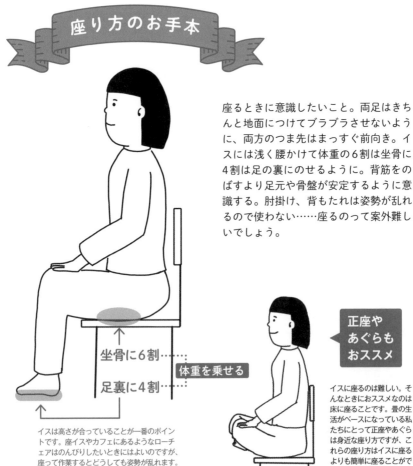

正座やあぐらもおススメ

イスに座るのは難しい。そんなときにおススメなのは床に座ることです。畳の生活がベースになっている私たちにとって正座やあぐらは身近な座り方ですが、これらの座り方はイスに座るよりも簡単に座ることができます。お行儀が悪いかもしれませんけどイスの上であぐらをかくのもありです。

パソコンやスマホのおかげで仕事も遊びも買い物もほとんどすべての用事は座ったままこなせるようになりました。立ち仕事の人をのぞいて私たちは一日の大半をほぼ座って過ごしています。

でも座っているだけなのに疲れることってないですか？　疲れには動きによる疲れと動かないことによる疲れがあって、座り続けることは後者に属します。

そしてもうひとつ付け加えたいのは、座ることの難しさ。イスにただ腰をかけるのはとても簡単です。でもきちんと座るのってこれが案外難しいのです。〝座る〟をもう一度見直してみましょう。

立って用事をする

パソコン仕事や勉強は座ってするのが普通だと思うのですけど、これを立ってしてみると意外と快適です。「立っていたら疲れるでしょう……」と私もはじめは半信半疑だったんです。でも立つことで体は常に動きますから固くなりにくく、巡りやすい状態になります。まずはカラーボックスや棚を使って、立って読書や用事をしてみてください。

姿勢を巡らせる

これは悲しいことですが結局のところ、どれだけ正しい姿勢でもどんなに高級なイスを使っても、同じ姿勢が続くと体はだんだん固くなり、疲れてしまいます。それを防ぐには姿勢をどんどん巡らせましょう。ひとつの作業の間に座り疲れたら立つ、立ち疲れたらイスに座る、イスが疲れたら床に座る。姿勢が巡ると気や血流も巡ります。

作業スペースを調整する

座って作業する時間が長い人は作業スペースのレイアウトにもぜひ気をつけてみてください。デスクトップのパソコンならディスプレイを上げる。ノートパソコンなら専用の台を使ってみるなど。そうして、目線が上がるようにすると正しい姿勢をとりやすくなり、首の負担が軽減できます。私も使っていますけど、長い時間になればなるほど楽ちんです。

ずっと座っているのをやめる

実は筋肉って動いていないときでもアイドリング状態ですぐ動けるようにスタンバイしてくれています。でもこれが長いこと動かないでいるとお休み状態になります。車のアイドリングストップ機能みたいな感じです。このまま動かない状態が続くと筋肉は徐々に固くなり、体は固くこっていきます。1時間に1度は動いて体を巡らせましょう。

養生

とにかく歩く

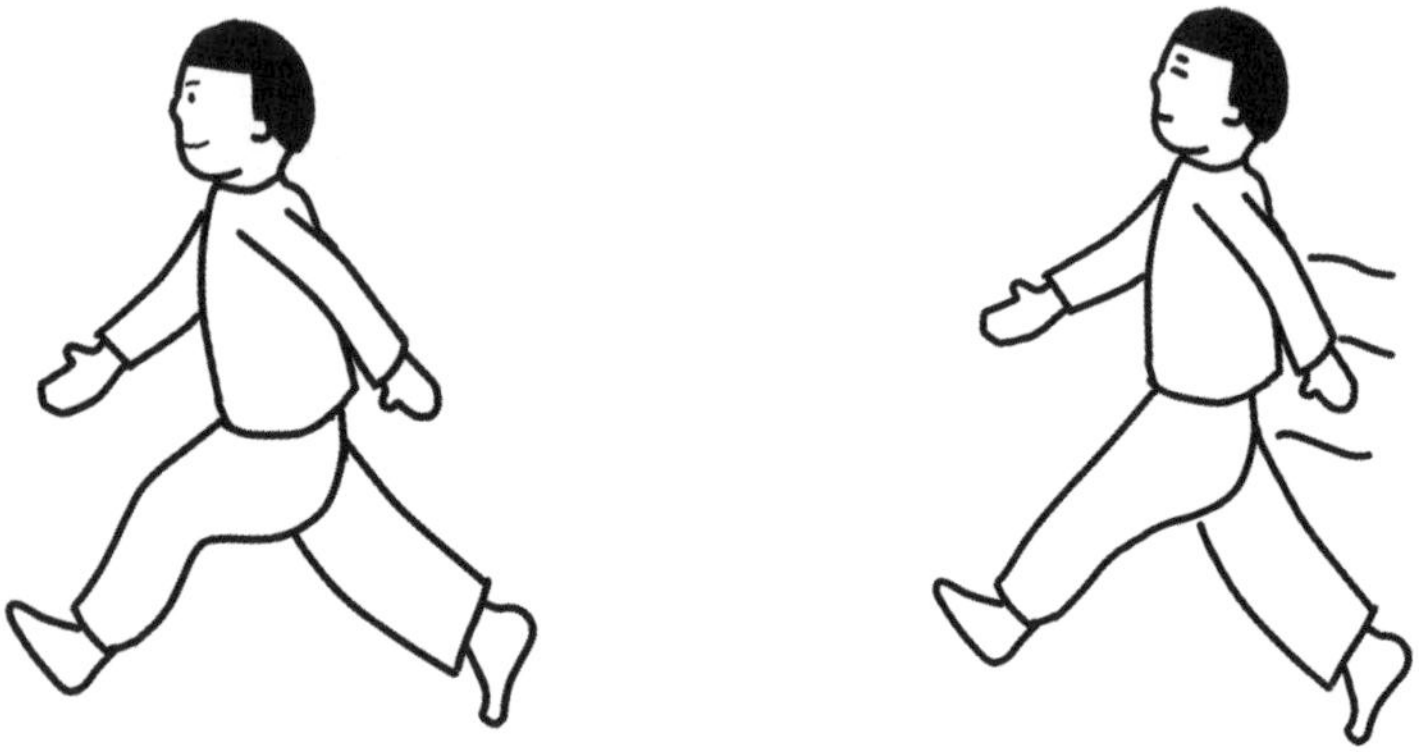

速く歩くと体が目覚める

ゆっくり歩くと体は鎮静化します。その反対に速く歩くと覚醒します。だから朝や昼食後の眠たいときなど、シャキッとしたいときは速く歩くのがおススメです。家の中から一度も出ないみたいな日は体が目覚めず、だるく感じたり、やる気が出にくかったりしてしまうものです。用事がなくとも一度外に出て、速歩きをしてみましょう。

ゆっくり歩くと脳が休まる

気がつくとついつい速歩きになってしまうという人にはゆっくり歩きもおススメです。ゆっくりとしたペースでそぞろ歩くと、脳を鎮静化させる効果があります。特に日中、目や頭をフル回転させている人、用事が終わっても興奮して休みにくくなることはありませんか？　人間はいきなり電源オフにはできません。ゆっくり歩いて鎮静化。

「歩くことは人類にとって最良の薬になる」

　これは医学の祖ヒポクラテスが残した言葉です。「健康のために運動しましょう」みたいな話をするとトレーニングとかスポーツみたいなことを想像されるかもしれません。でも固くなった体で突然激しいスポーツを始めても健康になるどころか怪我をしてしまうことだってあります。

　たとえば歩くことも立派な運動ですし、このような効果があります。振動による一定のリズムが脳を刺激してリラックスする。血液の循環がよくなりコリを和らげ慢性的な痛みを軽減する。ただ歩くことがあなたを養うことにつながります。

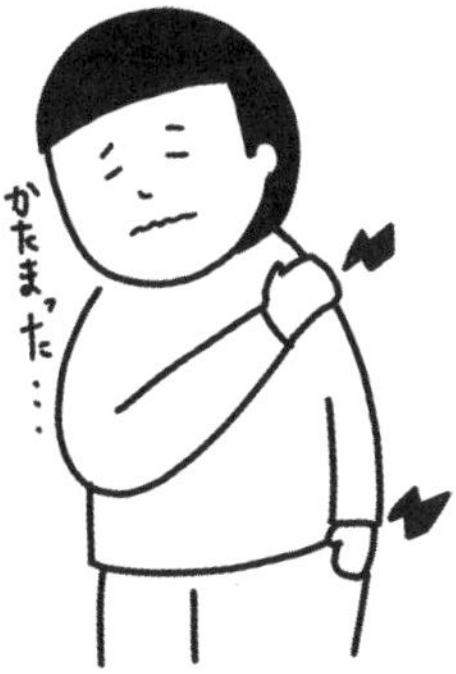

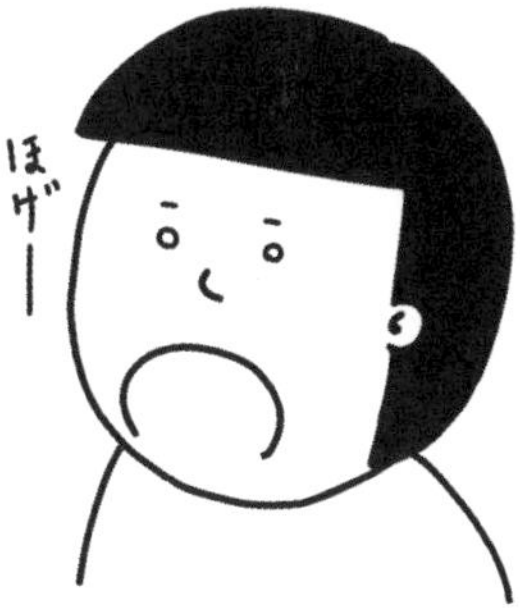

疲れても歩くと調子がよくなる

動き疲れたときは休んだらいいけど、動かな過ぎで休み疲れている人もけっこういらっしゃいます。そんなときは疲れたから休む、ではなくて疲れたからむしろ歩くをお試しください。歩くことで、調子がよくなったりします。ほかにも便秘のとき、ゆううつなとき、だるい痛みがあるとき、止まっているより歩いた方がよいことはけっこうあるんですよ。

口を開けて歩くと力みが抜ける

口を閉じて歯を食いしばると体には力が入りやすくなります。スポーツをするときやちょっと集中したいときはこれもよいでしょう。でもこれが癖になってしまっているといつも体に力が入ったままで過ごすことになってしまいます。たまには口を開けて少しアホな顔をして歩いてみましょう。肩の力が抜けて楽に歩けるはずです。

足の裏を刺激しよう

片足立ちをするときも靴より裸足の方が楽にバランスをとることができます。これには理由があって足の裏には全身のバランスを保つためのセンサーがあるんだそうです。気持ちよく動くために裸足で歩いてみるとか、足裏をほぐすとか、たまに足裏を刺激してみるのも大事ですね。

養生

お風呂でゆるまる

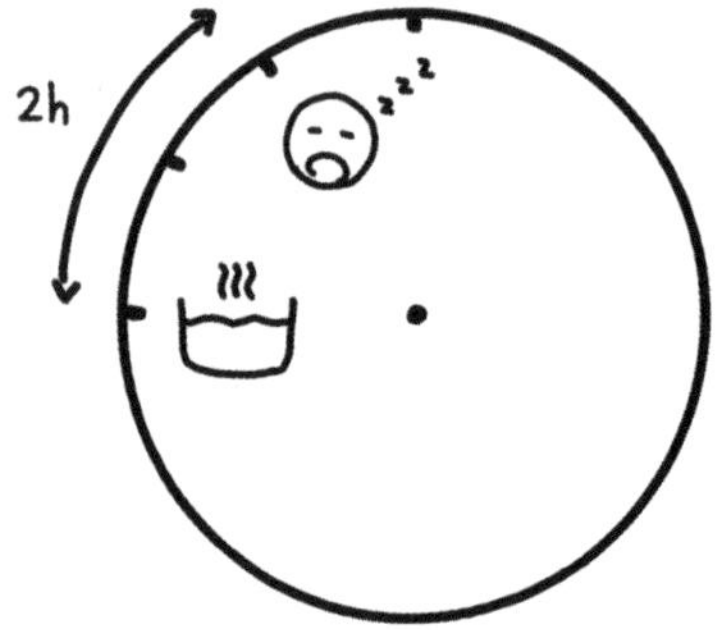

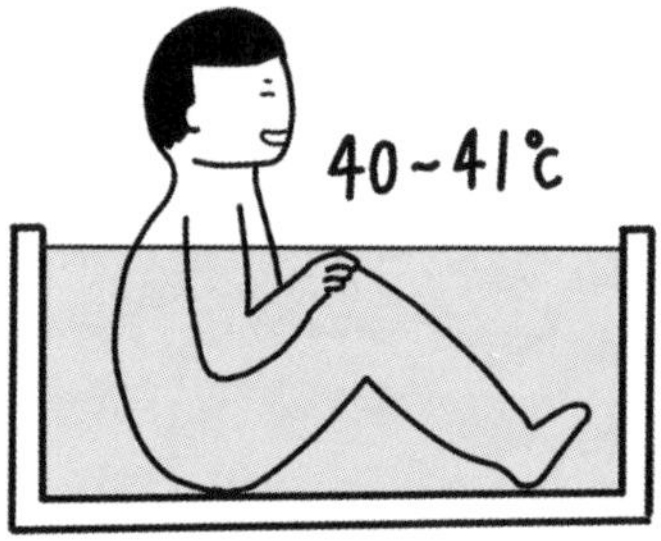

よいタイミングは寝る少し前

一日の疲れをとるためにもできるだけお風呂にはつかりたいところです。しかし、寝る直前に無理してお風呂に入ると体が覚醒して眠りを妨げてしまうことがあります。理想をいえば布団に入る２時間くらい前に入っておくとちょうど体もクールダウンして眠りやすくなります。そんなわけで時間がないときはシャワーでももちろん◎です。

よい温度はぬるま湯

お風呂は熱ければ熱いほどよい。そんなふうに思われている人にお試しいただきたいのが40～41℃くらいのぬるま湯です。「ぬるま湯につかる」ってなんだかイメージが悪いんですけど、普段の生活で緊張している人やお風呂に入ると目が冴えて眠気がどっかいくみたいな人にはおススメです。気持ちがよいし、ゆるみます。

半身浴やサウナは調子に合わせて

お風呂は体を巡らせますが、無理をして入るものではありません。たとえばストレスが多くて体が冷えたり、むくんだりする人は半身浴やサウナで汗をだくだく出すようなことは避けた方がベター。温めたら良さそうな気がしますが、汗と一緒に体の熱が発散されるのでむしろしんどくなってしまう場合があります。

普段の生活って緊張することは多いけど、ゆるまることって少ないですよね。そんな中で入浴は数少ない体と心をゆるめる時間です。

　お風呂には温めて体をゆるめる〝温熱作用〟。水圧で体をすっきりと巡らせる〝水圧作用〟。体を浮き上がらせて心身をリラックスさせる〝浮力作用〟などがあります。疲れはとれるし、代謝はよくなるし、軽度なコリや痛みも軽減されます。

　お風呂は私たちの生活にもっともなじんだ養生のひとつですから、そのよさを改めて感じながら存分につかっていただきたいです。

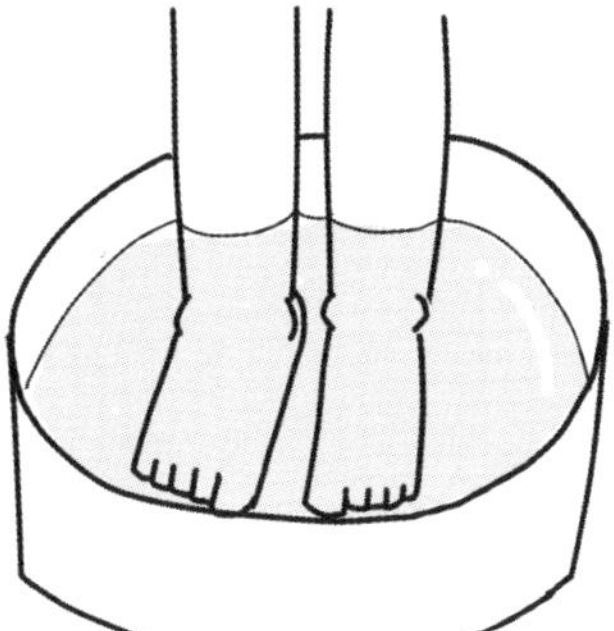

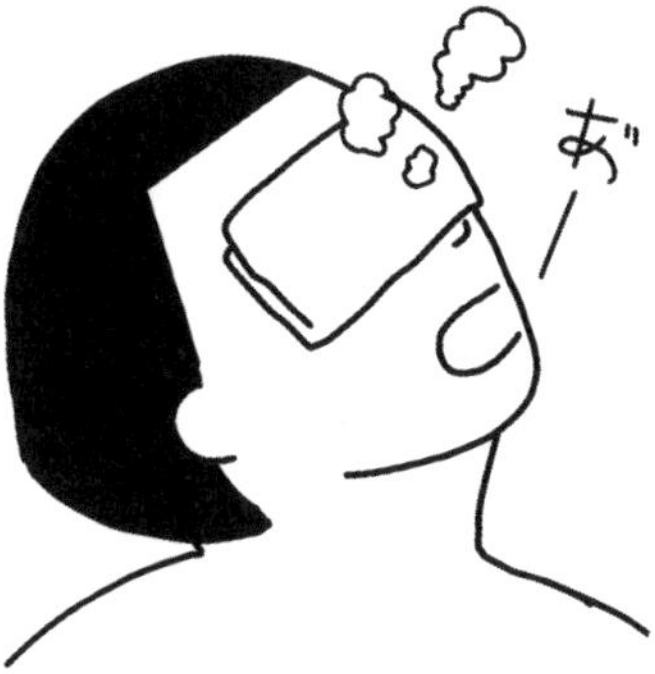

足湯をする

寝る前に頭を使う作業をしたり、生活でリズムが乱れたりすると体が覚醒して眠気を逃してしまうことがあります。そんなときは足湯です。大人の方はもちろんですが、子供さんが眠れないときにも。気持ちよいし足が温まると眠気が出やすくなるのでおススメです。足湯は40℃前後、熱すぎると目覚めてしまいますからほどほどの温度にします。それを風呂桶などにためて、足をつけます。冷めたら足し湯をして温めます。温まって呼吸が落ち着いたらOKです。

温タオルでコリをゆるめる

お風呂はただつかっているだけでも体をゆるめてくれますが、せっかくだからもっとゆるめましょう。少し熱めのお湯でタオルを濡らして固く絞ります。絞ったタオルをまぶたの上にのせたり、後頭部に当てたりします。これだけでお風呂の時間がさらにゆるまる時間に変わりますよ。P.34 ～のやり方を参考にぜひお試しあれ。

養生

食べ方を重んじる

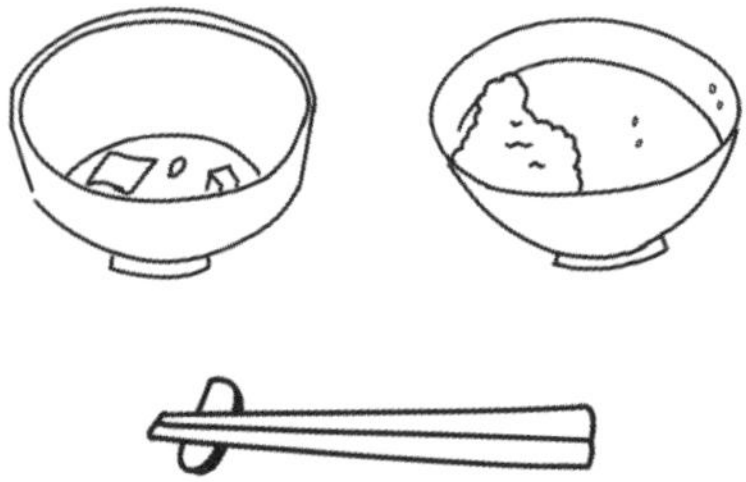

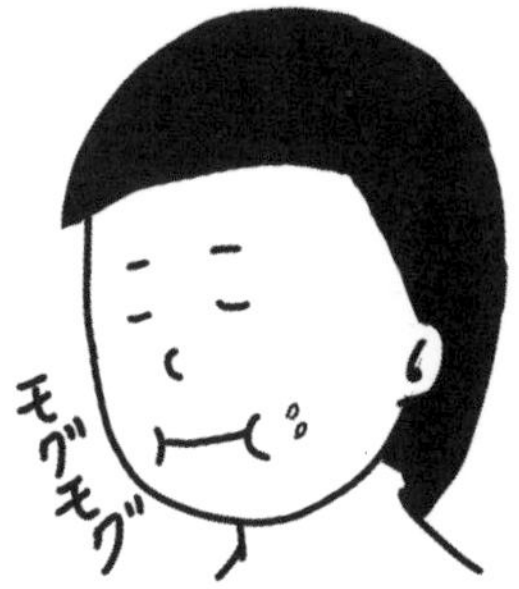

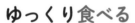

ゆっくり食べる

満腹感というのは食べ始めてから20分ほどで感じるようになっています。お腹が減った状態で一気にかき込むと、満腹感を覚える前に食べ過ぎて、食事を終えることになります。食後体が重くなったり、眠たくなったりしがちです。できれば食事の半分のところでいったん箸置きにお箸をおいてください。これを箸休めといいます。その上で食べられそうなら食べる、少し多いと感じたら残します。

よく噛む

お腹を養うのに大切なのは〝噛むこと〟です。食べるときに噛むことは意識してできる唯一の消化活動。そして唇と上の歯茎は〝胃〟、下の歯茎は〝大腸〟、舌は〝脾〟、こめかみは〝胆〟と〝小腸〟、口のまわりは〝肝〟の経絡にそれぞれつながります。よく噛むことは経絡の流れを促し、お腹に気を巡らせて調子をよくすることにもなるのです。

私たちは食べることが大好きです。健康のために、病気の予防に、筋肉をつけるために、痩せるために……。およそどんな悩みでも食べてなんとかしようと試みる節があります。

　でもこういうときに注目されるのって「何を食べるか？」という話に偏り過ぎているように思います。体のために何を食べるかというのはもちろん大事です。でもそれと同じくらい大事なのが「どう食べるか？」ということ。これを食養生といいます。

　どれだけよいものでもきちんと体に吸収されなければ養うことにはなりません。養う食べ方を身につけましょう。

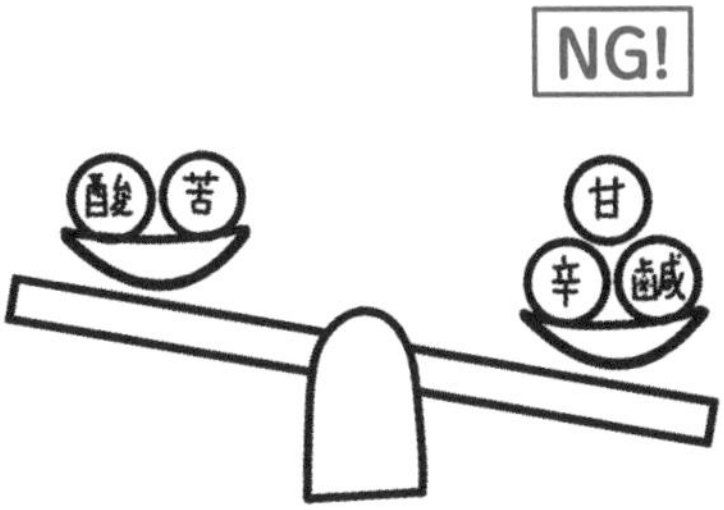

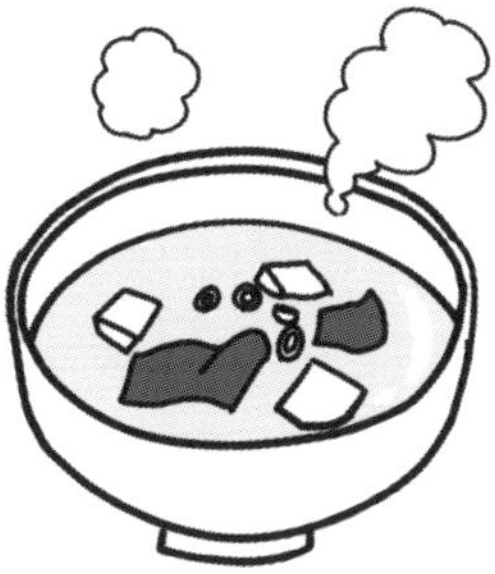

味の偏りを避ける

味覚には〝五臓〟を助ける作用があります。酸味は肝を助ける。苦味は心を助ける。甘味は脾を助ける。辛味は肺を助ける。塩から味（鹹味）は腎を助けるなどです。なんだか無性に辛いものばかり食べたいみたいなことは体になんらかのアンバランスが起こっていることを意味します。体のサインとして覚えておくとともに過度な味の偏食はお控えください。

温かいものを食べる

「体を冷やすので冷たいものを食べるのは控えましょう」。これはいろいろなところでよく聞く話です。確かにアイスを食べると体は冷えます。でもそれだけではありません。食べ物は人肌程度まで温まらないと消化されにくいのです。冷たい食べ物は胃の中で適温になるまで温め直されます。つまりそれだけ気を消耗してしまうことになるのです。

残す養生

ご飯を残さず食べるというのは礼儀や習慣のようになっていますが、疲れていると食べられるつもりが思ったより食べられないということもあります。もちろん頼み過ぎは禁物ですし、食べ物や作ってくれた方への感謝の気持ちは忘れずにですが、胃腸が弱ったときは残さず食べないことも養生です。

養生

養われる食べ物

粥有十利

【粥に10のよいことあり】

①肌の色つやをよくする
②気力が増す
③寿命が延びる
④食べ過ぎない
⑤頭が冴え、言葉がなめらかになる
⑥胸やけをしない
⑦風邪をひかない
⑧飢えを満たす
⑨喉の渇きを潤す
⑩便通がよくなる

曹洞宗の開祖・道元が食事をいただく心得を示した『赴《ふ》粥《しゅく》飯法《はんぽう》』の中に粥の効能について記した「粥有十利《しゅうゆうじり》」というものがあります。お粥って病気になったときに食べるようなイメージがあるかもしれませんけど、なんでもない朝とかちょっと胃の調子が悪いときとかにお粥食はおすすめです。

ふだん使いの粥

忙しい朝にお粥を炊くなら前の日の晩に1時間くらいお米を水につけておくとすぐ炊けて楽ちんです。お水の量はお米半合に対して水600㎖くらい。鍋で20～30分くらいで炊き上がります。時間がないときはレトルトやフリーズドライのお粥も美味です。

野菜を食べる

栄養のバランスをとる、偏りがちな味のバランスをとる、そして季節の気を取り入れるなど、なにしろ野菜はたくさん食べていきたいところです。野菜に親しむには八百屋さんに行ってみるのがおススメです。年中同じ品ぞろえとはいきませんが、その分、旬のおいしいお野菜と出会うことができます。本当のおいしさを知らないままなんとなく食べている野菜が世の中にはたくさんあるのです。

こんな習慣でも養われる

養生

上手に体を養うためには生活習慣だけではなく、身の回りの環境を上手に利用することも大切です。ちょっとした隙に養うヒントを集めました。

適当に動く

〝心は楽しむべし、苦しむべからず。身は労すべし、やすめ過ぎるべからず〟。これは『養生訓』にある一節です。人間は止まっていると淀んでしまいます。ただ横になっているのではなく適当に動いて巡らせておくこと。これが基本の養生です。

日当たりのいい場所に住む

元気なときはあまり気にならないかもしれませんが、いつもいる場所の日当たりって意外と大事です。〝いつもいる部屋は、南向きで戸に近く、明るいのがよい。陰鬱で暗いところにいつもいてはいけない、気をふさいでしまう〟これも養生訓の一節。〝また光りすぎる明るいところも時には良いが、いつもいては精神をうばわれる。陰陽のほどほどのところで、明暗が半々のところがよい〟ということもあります。細かいけど毎日のことなので。

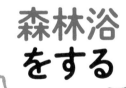

森林浴をする

森林浴は自律神経系、内分泌系、精神、免疫系にもろもろよい影響を与えることが研究でも明らかになっているそうです。自然のゆるやかな刺激は私たちの体を適度に養ってくれます。森が難しい人は近くの公園でも◎です。木に抱きついたり、シートを敷いて芝生に寝転んだりするとさらに養われますよ。

養生

こんな習慣でも養われる

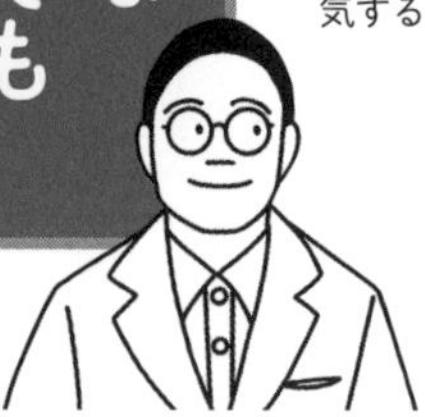

手洗い・うがい

風邪やウイルスから守るのに手洗い・うがいは基本です。でもそれだけではありません。神社の参拝のときにもやりますが、手洗い・うがいはお清めです。簡単なことですがこれだけで気が巡ります。くさくさするときや気分を切り替えたいときはぜひお試しください。

換気をする

なんだか巡りが悪いなってときはお部屋の気を巡らせましょう。誰も住まなくなった家って早く傷んでしまうんですけど、それは人がいなくなって空気が巡らなくなってしまうことが一因なんだそうです。閉めきって巡りの悪い部屋に長いこといると体も滞ります。朝起きたらとりあえず窓を開けて換気する。これもひとつの養生です。

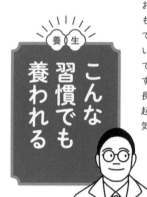

楽な服を着る

後漢の頃に書かれた鍼灸のバイブルには季節の養生について記した文章があってその中の春の養生に「締めつけない、ゆったりとした楽な服を着る」というのがあります。季節を問わずきつい服やサイズの合わない服というのは肩コリや緊張の元です。世の中緊張することが多いですから、服くらいはゆったりと楽なものを。

お香をたく

私の院では患者さんが帰られたら次の方がいらっしゃる間に簡単なお掃除をしてからお香をたきます。特にお線香はほのかに香って、それでいて長くは漂わないので空気が巡った感じが実感しやすいのでおススメです。ちなみに五感を刺激すると脳がリラックスするそうです。空気が巡って、脳が落ち着いてよいことだらけですね。

物を捨てる

不安や疲労が強くなると、物に対する執着が強くなるので「捨てること」が苦手になります。いらないのに使わないのに捨てられない……。ある程度の広さがあればよいのですけど、物が増え過ぎた部屋は空気の巡りが悪くなります。できれば手入れできる範囲に収めておきたいところです。いらない物は元気なうちに処分してみましょう。部屋のダイエット、心のダイエットです。

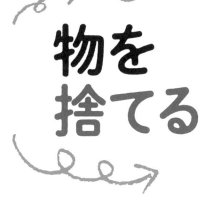

昼寝をする

私のまわりだけかもしれないんだけど昼休みに昼寝をする鍼灸師やセラピストってけっこういます。施術用のベッドとかで。昼寝は学習効率やらパフォーマンスを上げるためにも効果的なんだそう。90分くらい眠ると効果が高いようですが、寝起きにボーッとしてしまうので平日ならば30分くらいがおススメです。

気を使わない養生

東洋医学における〝気〟は変化や運動をするためのエネルギーのことを表します。〝気〟はどこからともなく湧いてくるものではないので、使い過ぎると減ってしまいます。気を配り過ぎる、空気を読み過ぎる。こういうのは気を消耗してしまい、体を疲れさせます。気を使わないってなかなか難しいけど大事なことです。

養生 考え方でも養う

今の世の中はあれがよいとかこれが正しいとか、ちょっと窮屈な感じがしませんか。やさしくかつ、冷静な視点を与えてくれるのが考え方としての東洋医学です。

優劣ではなく違い

体には肝、心、脾、肺、腎という五臓があってそれぞれに異なった働きをしています。肝は進める、心は全体のまとめ、脾は貯蓄、肺は循環、腎は生命維持など。それぞれに役割が違っています。人間でも同じ。となりの芝は青いけど、こういうのは優劣じゃなくて性質の違いです。

虚実の養生

東洋医学には虚《きょ》と実《じつ》という考え方があります。「実」は足りている状態。「虚」は足りない状態。今の世の中、役に立つことが重宝がられてそればかりになってしまう傾向がありますけど、一見役に立たないような「虚」のゆとりに助けられることってありますよね。こういうのもバランスで、意味がないことなんてないのです。

夜に考え事をしない

夜に考え事をして眠れなくなる……なんてことありますよね。夜は動き疲れて脳も疲れているし、横になっていると頭も巡りにくいし、陰気が盛んなので良くないことばかり思いつきます。考えないといけないことがあるときはメモに箇条書きをしておいて、あとは明日の自分に任せることにしましょう。朝の自分は夜の自分より賢いのです。

多い少ないより巡りが大事

体力のあるなしとか、お金のあるなしとか、物の多少ってすごく気になりますよね。そしてできたら多い方がよいと思っているふしがあります。これがたとえば"気"の場合多くてもきちんと巡っていなければその機能を果たすことができません。それってすべてにいえることだと思うのです。身の丈のサイズで上手に巡らせること。これが大事。

楽しさもほどほどがよい

気持ちが動くと気が動きます。だから体が弱っているときなどはものすごく感動する映画を見たあとに気分がズーンと下がってしまうなんてことがあります。だからしんどいときの刺激はほどほどがよい。ほどほどの刺激でおススメなのは自然の中で過ごすことです。近所の川とか公園とか。自然のほどよい刺激は私たちをやさしく養ってくれます。

動きながら考える

肩を回せば肩まわりの血がよく巡るように、よく使う場所というのはよく巡ります。これは考え事をするときも同じで頭がぐるぐると巡っています。でも考え過ぎて行きづまってしまうときってありますよね、そういうのは巡り過ぎのサインです。作業のときは止まって、考え事をするときは動きながら、これがけっこう効率的ですよ。

養生

CHAPTER

HOW TO

03

YŌJŌ

一年を心地よく過ごす

季節に合わせた暮らし方

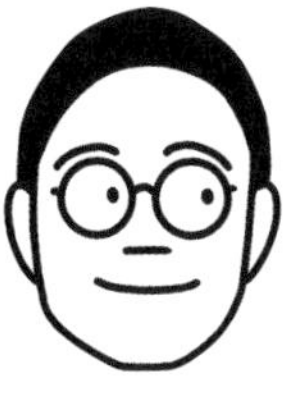

若くて元気なうちは季節の変化なんてほとんど気になりませんが、年齢を重ねたり、疲労すると季節に伴う不調というのが増えてきます。これは体の気が減り、季節に対応できなくなった状態ともいえます。東洋医学では調子よく過ごすために、季節と体を調和させることをかなり大事にしています。そんなわけで季節ごとの過ごし方とその養い方についてまとめてみました。

体は想像以上に季節に応じて変化する

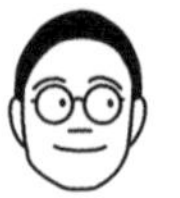

春になって暖かくなると外へ出かけたくなるし、暑い夏は開放的になります（バテている人もいるかもですが）。秋はなんとなくセンチメンタルな気分になるし、薄暗い冬はちょっとゆううつになったりします。

季節によって体が変わるというのは少し「？」かもしれないけど、少し俯瞰して観察すると私たちの心や体や行動は驚くほど季節の影響を受けていることがわかります。

季節（自然）と体は関係している。こういった考え方を「天人感《てんじんかん》応《のう》」といいます。

季節の気と私たちの体の気は対応関係にあって、季節が移り変わると私たちの体も同じように変化をしています。

変化に対して体が順応できているとヨットのように無理な力を使わず進むことができます。反対に季節に沿わない行動や不養生をくり返していると季節に対応する気が不十分になり、季節の荒波にもまれることになります。

体にダメージを与える気候の変化＝外邪

おもな外邪

風	暑さ	湿気	乾燥	寒さ
【風邪】	【暑邪】	【湿邪】	【燥邪】	【寒邪】

なにしろ相手は大自然ですから立ち向かっても勝つことはできません。だから特徴を知って仲良くなれるように工夫することが必要です。これが季節に合わせて養う理由です。

それぞれの季節ではその季節を象徴する気が盛んになります。私たちの体が十分に整っていれば春の風、夏の暑さ、梅雨の湿気、秋の乾燥、冬の寒さは身の回りで自然に起こる気候の変化に過ぎません。

しかし弱っていると私たちの体を脅かす邪気に変わります。これを「外邪《がいじゃ》」と呼びます。先ほど挙げた自然の変化は「風邪《ふうじゃ》」「暑邪《しょじゃ》」「湿邪《しつじゃ》」「燥邪《そうじゃ》」「寒邪《かんじゃ》」に姿を変えて、私たちを悩ませることになります。たとえば「風に当たってダルくなる」とか「暑さでへばって食欲がない」とかみたいなことはなんとなく想像がつくかと思います。

そんなときにどうしたらいいか？　どうしたら予防できるか？ということをこちらのCHAPTERではお話ししていきます。

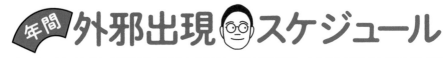

年間 外邪出現スケジュール

【暑邪《しょじゃ》】

暑さのダメージ

活発でエネルギッシュな夏は一年で一番気をつけないといけない季節でもあります。激しい暑さと、暑さの向こう側に一緒にやってくる冷えの対策が夏の養生。ポイントは夏でも上手に温めることです。

春

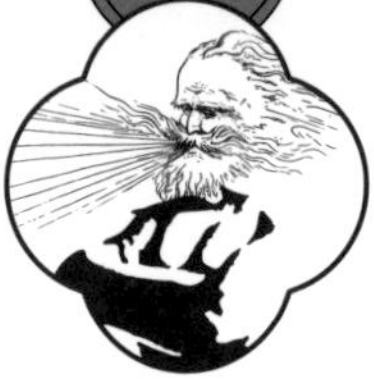

【風邪《ふうじゃ》】

風のダメージ

風が吹くと物事が動きだす。芽吹きの春などといったりしますが、この季節をスタートさせるのが風の力です。物事を動かす力は同時にしんどさを作る原因にもなります。風のごとく急にやってくる風邪に揺さぶられないような養生を。

7月 6月 5月 4月 3月 2月

夏 春 冬

一年中

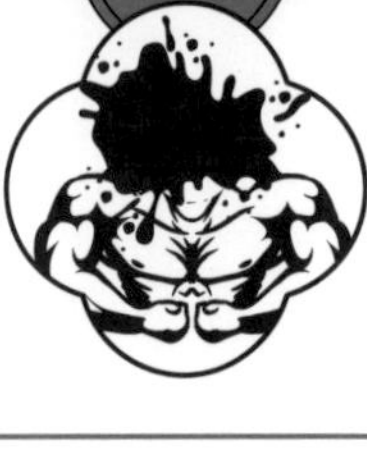

【湿邪《しつじゃ》】

湿気のダメージ

体が重くなる、節々が痛くなるみたいな、地味にいや〜なしんどさを体に与えるのは湿邪の仕業。島国の日本では梅雨どきのジメジメしたとき以外も私たちの体をしんどくさせます。湿邪をためこまずに、上手に巡らせる養生を。

季節ごとに盛んになる特徴的な気（気候）が外邪に姿を変え、それぞれの季節に伴う不調を引き起こします。いつ、どんな外邪が現れやすいかを知っておきましょう。

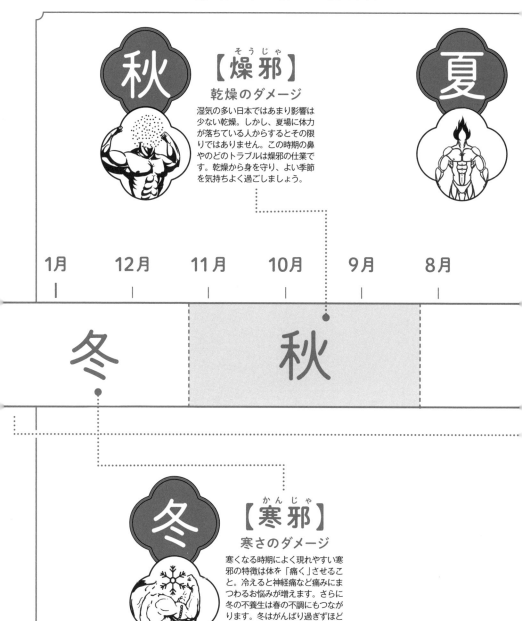

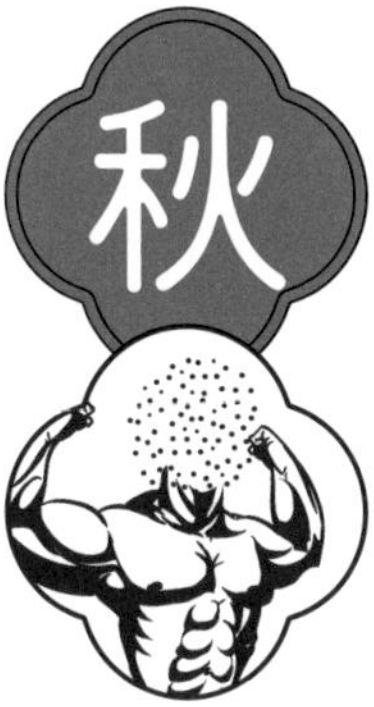

【燥邪《そうじゃ》】
乾燥のダメージ

湿気の多い日本ではあまり影響は少ない乾燥。しかし、夏場に体力が落ちている人からするとその限りではありません。この時期の鼻やのどのトラブルは燥邪の仕業です。乾燥から身を守り、よい季節を気持ちよく過ごしましょう。

1月　12月　11月　10月　9月　8月

冬　秋

【寒邪《かんじゃ》】
寒さのダメージ

寒くなる時期によく現れやすい寒邪の特徴は体を「痛く」させること。冷えると神経痛など痛みにまつわるお悩みが増えます。さらに冬の不養生は春の不調にもつながります。冬はがんばり過ぎずほどほどに、そして春を健やかに迎えるためにするのが冬の養生です。

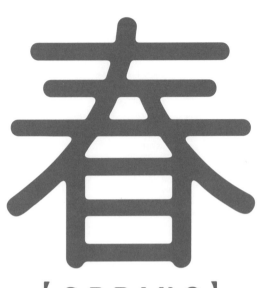

春

【SPRING】

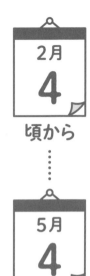

2月4頃から
……
5月4頃まで

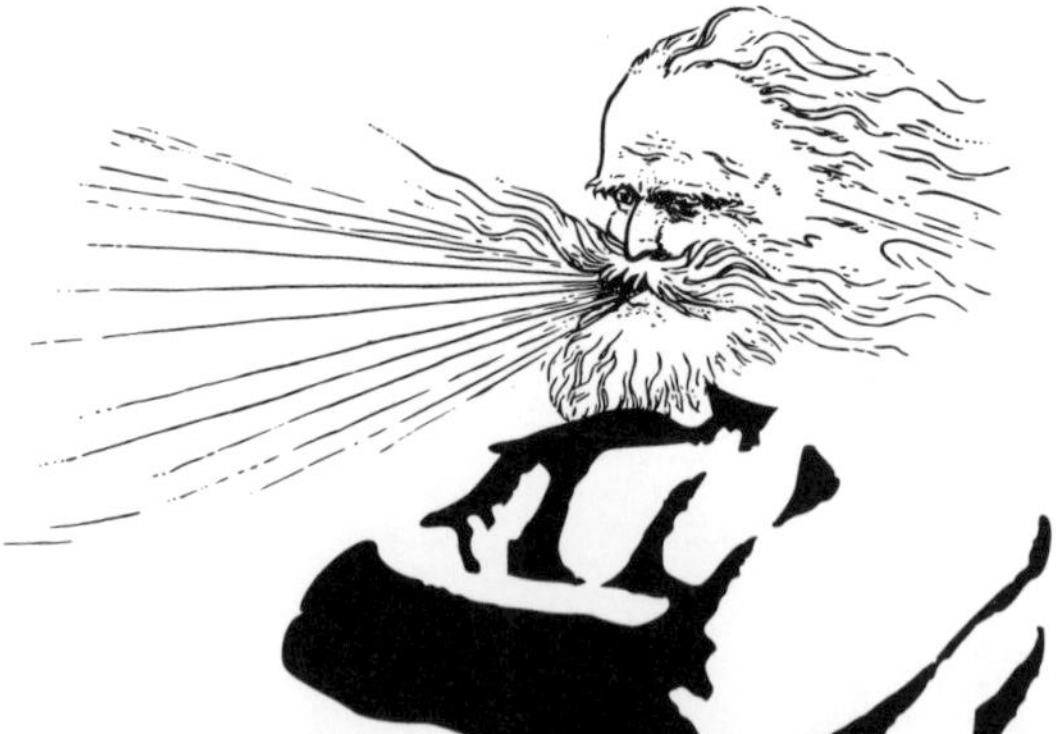

風邪《ふうじゃ》で起きやすい不調

頭痛　めまい　耳鳴り

花粉症　肌のかゆみ

風邪《ふうじゃ》を制してシャキッとしない春の不調を抑えよう

春は一年のウォーミングアップの季節です。春といえばポカポカと暖かいイメージですが、暦の上での春は立春の2月4日頃から5月の連休あたりまで。実際には、はじまりはまだ寒いくらいの時期です。その状態から〝春一番〟が吹き、突然暖かくなります。

この急で不安定な変化が〝春〟や〝風〟の特徴です。物事を動かす春の風も体が弱っていれば「風邪《ふうじゃ》」に姿を変えます。

風邪《ふうじゃ》は上半身、皮膚表面で熱やのぼせといった症状を起こします。まさに風のように急にやってきてお悩みの場所がコロコロと移動したりもします。花粉症やめまい、なんとなくボーッとする感じは春先に多い典型的なお悩みです。このように突然やってきて、落ち着きがないのが春のお悩みのイメージです。

この時期の養生として注意をしたいのがなにしろ風邪《ふうじゃ》の侵入を許さないこと。そして気を巡らせること。散歩をしたり、軽い運動をしたりして体を徐々にほぐしていくことなどです。

【春のエネルギーバランス】

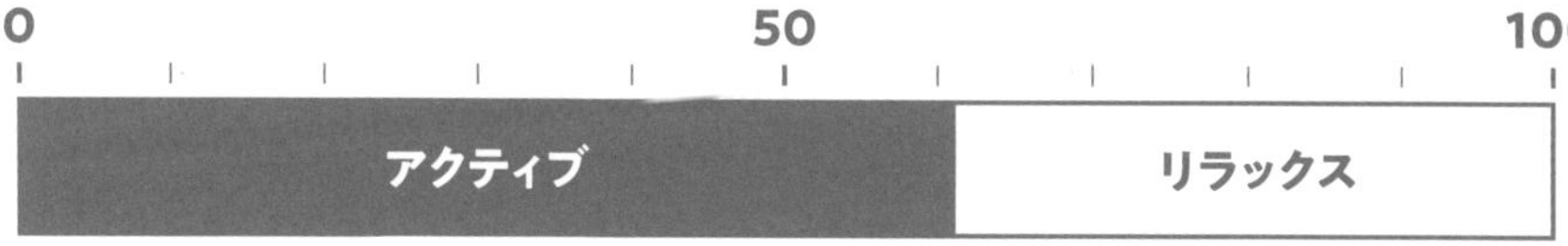

風邪《ふうじゃ》に負けない 養い方

首に巻き物をする

自然界でも風は高いところの方がビュービューと強く吹いていますが、体の部位でも高いところは風邪の影響を受けやすい部分です。首まわりには風池《ふうち》や風門《ふうもん》といった「風」のつくツボがあり、風邪《ふうじゃ》の侵入ポイントになります。春先は気候も不安定で急に寒くなったりしがちです。首に巻くショールやマフラーはしばらく携帯しておきましょう。

首に熱いタオルを当てる

気をつけていてもなんだか急に背中がゾクゾクしてしまうみたいなことってありますよね。急に冷え込んだりするときに背筋がゾクゾクしたり、肩がすごくこってきたり、こういうのは風邪《ふうじゃ》侵入のサインです。首の付け根を蒸しタオルで温めましょう。しっかり温めて汗をかく。これが風邪《ふうじゃ》を追い出す対策です。

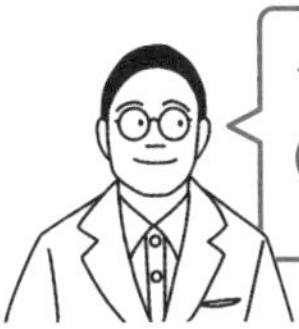

ちなみに養生

ちなみに毎年春になると調子を崩してしまうという人は、冬に体力を使い切ってしまって春に体を動かす体力が足りなくなっている可能性があります。そんな人は冬の養生をしっかり行い春に備えるようにしてみてください。苦手な季節は前の季節にきちんと養っておくのがポイントです。

早起きで陽気を養う

冬の間はお日様の出ている時間が短いので、春になる頃には体を動かしたり、気持ちを上向きにする陽気が不足しがちです。そこで春は早寝早起きを特に意識します。午前中のうちに活動をして、お日様の光を浴びて陽気を養います。陽気が養われるとゆううつが消え、体が温まって活力に満ち溢れてきます。

ラジオ体操でじわりと汗をかく

ボーッとしやすい春先はなにしろ動いて気を発散しましょう。動いて血と気が巡ると発散されます。おススメはラジオ体操。全身をほどよく動かせますし、なんとなく覚えているから取り組みやすい。真剣にやると汗をじわりとかくと思います。このじわりとかいた汗が発散のサインです（ラジオ体操がしんどい人はテレビ体操でお願いします）。

夏

【SUMMER】

5月5頃から……8月7頃まで

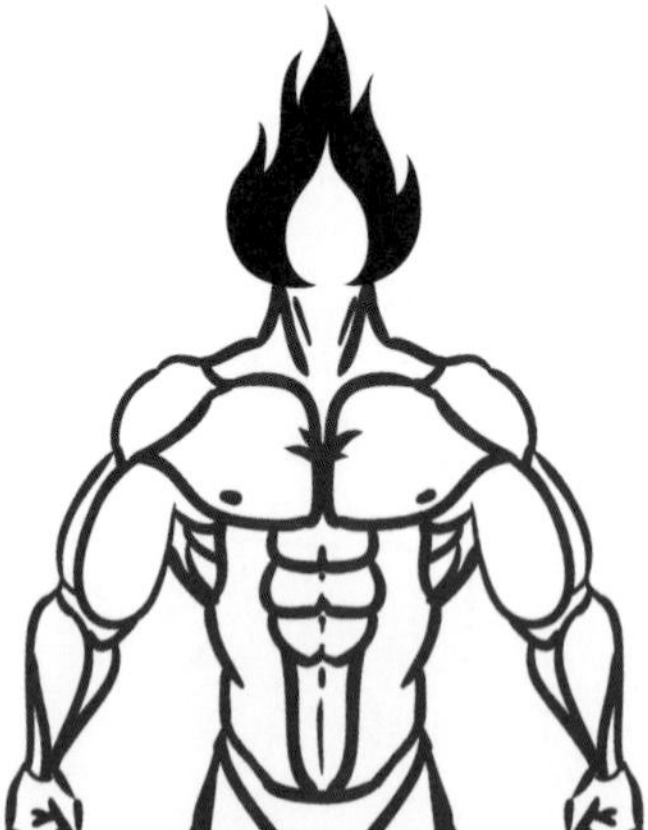

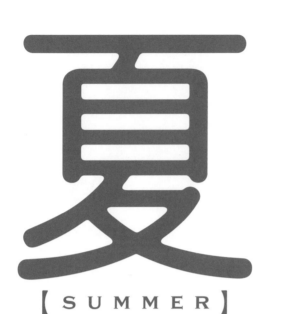

暑邪で起きやすい不調

- 下痢
- 吐き気
- だるさ
- 食欲がない

暑いときも抜かりない
冷え対策で暑邪《しょじゃ》に立ち向かう

一年の内でもっとも日が長く、気温もどんどんと上がって、体も心もアクティブになる季節です。夏は暑さによる「暑邪《しょじゃ》」に気をつける必要があります。

まずイメージしやすい暑邪は熱中症などです。これはなにも日中だけではなくて夜間も起こることですから同じように注意が必要です。

さらに暑くなると体は熱を発散させるためにどんどんと汗をかきます。冷房や扇風機で体を冷やします。そして涼を求めてどうしても冷たいものを口にする機会が多くなります。夏バテなどでよく見られる食欲不振、むくみ、だるさなどはすべて「冷え」が原因です。

そんなわけでちょっとややこしいのですが、暑い時期は暑さには注意しつつ、体は冷やし過ぎないというのが暑邪を防ぐ養い方になります。江戸時代の養生本である『養生訓』にも〝夏は一年のうちでももっとも保養すべし〟という一節があります。

実際、患者さんの様子を見ていてもこの時期に調子を崩すと立て直しがなかなか困難です。養って過ごしましょう。

【夏のエネルギーバランス】

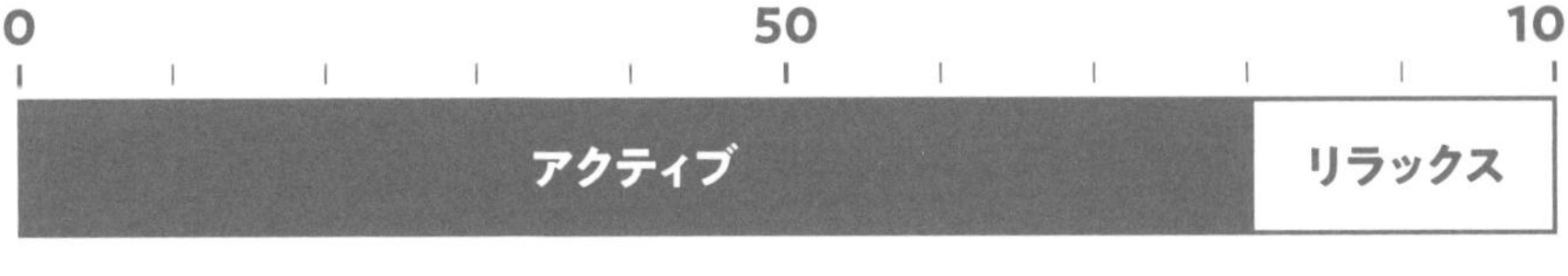

夏の不調

暑邪に負けない
養い方

夏前半は汗をかく練習

体は汗をかくことで熱を発散して体温の調整をします。しかし常に涼しい場所で過ごしていると汗をかきにくくなり、結果として「暑さ」に対応しづらくなってしまいます。そんなことにならないために、暑さが本番になる前の夏の前半に汗をかく練習をしておきましょう。運動をする、少し外を出歩いてみるなど、暑さの本番に備えます。

朝活を心がける

暑さがピークに達する真夏は「暑さ」を遠ざけるように養いましょう。方法はいたってシンプルですが帽子をかぶるとか、日傘をさすとか、そういったちょっとしたことで暑さはいくらかましになります。あとは暑すぎる時間に動かないこと。夏は日の出が早いので目も早くに覚めやすくなります。涼しいうちに動いてしまうのも夏の養生です。

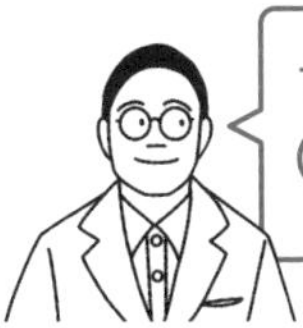

ちなみに 養生

「冬《とう》病《びょう》夏《か》治《ち》」。その名の通り「冬に現れる症状を夏のうちに治療する」という意味です。冬に体が冷えて困るというのは体を温める陽気が足りないことが原因のひとつですが陽気は夏にもっとも多くなりやすく、夏に体を冷やすと冬がとてもこたえます。「冬病夏治」を意識して夏を大事に過ごしてみてください。

冷たい飲み物はゆっくり飲む

夏の冷えで特に気をつけたいのが食べ物と飲み物です。ストレスが多く、冷えやむくみで悩んでいる人は特に注意が必要です。大盛りのかき氷やキンキンに冷えたビールなどはあっという間にお腹を冷やしてしまいます。どうしても冷たい飲み物が欲しいときは少しずつゆっくり飲むと、体を冷やさないように取り入れることができます。

おへそを温める

夏バテなどの不調の根本的な原因は「冷え」からきます。すでにしんどくなってしまった体のケアは温めるのが一番です。このとき特に温めたいのがおへそです。おへそは神厥《しんけつ》というツボがある場所。蒸しタオルを作っておへそにのせてあげると温まってお腹も動きやすくなります。面倒なときは手のひらを当てるのもおススメです。

秋

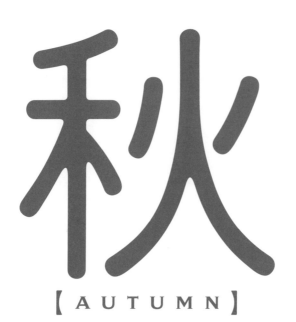

【AUTUMN】

8月8頃から……11月6頃まで

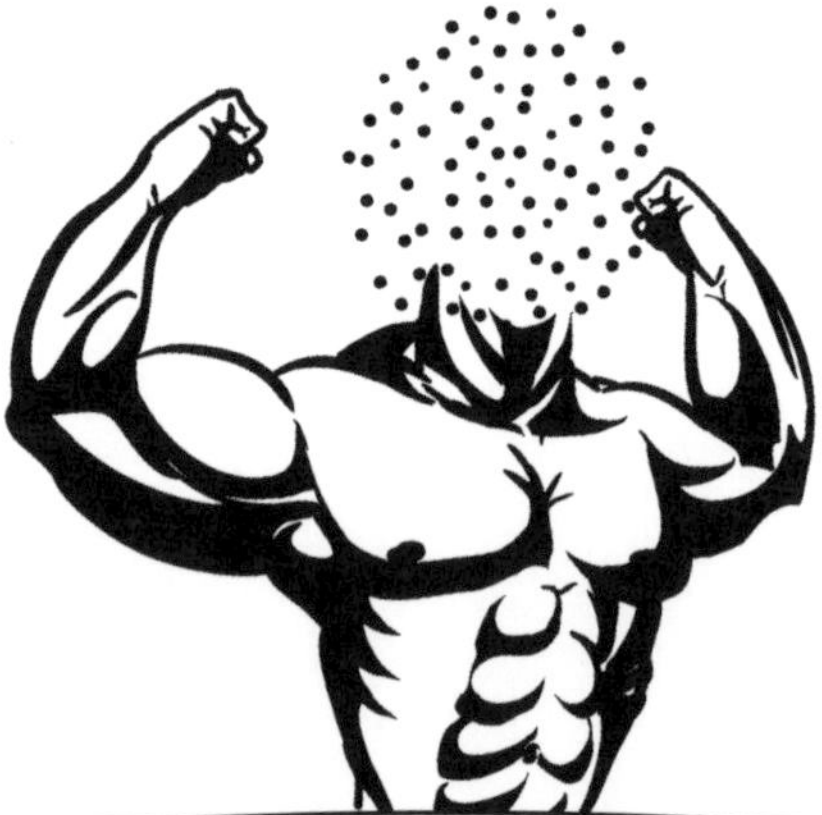

燥邪で起きやすい不調

風邪《かぜ》　ぎっくり腰

花粉症　ぜんそく

夏の疲れが出やすい秋のはじめに無理は禁物

秋は日もだんだんと短くなり、暑さも和らいで過ごしやすい季節です。春夏と活性化していた陽気の動きがここにきて徐々に収まってきます。そんな秋のテーマは「収める」です。

開放的で動き回った夏の後片付け、そして実りの秋の栄養を取り入れて冬の準備をします。どちらも「収める」行動です。湿気の多い日本では秋に増える「燥邪《そうじゃ》」（乾燥によるダメージ）の影響は小さいのでこの時期の養い方は比較的簡単です。朝夕の冷えに気をつけながら過ごしていただければ大丈夫。

しかし夏バテなどで、体が冷えて弱っていると、そうはいきません。夏の間に体を温める陽気を消耗してしまっているわけですから、涼しさに当たると途端に調子を崩してしまいます。秋の風邪《かぜ》や花粉症、ぜんそくやぎっくり腰などこの時期特有の症状に悩まされやすくなります。

こういった季節の切り替わる時期に不調が出てしまうということは体力を消耗している証ですから、しっかりと養うようにしましょう。

【秋のエネルギーバランス】

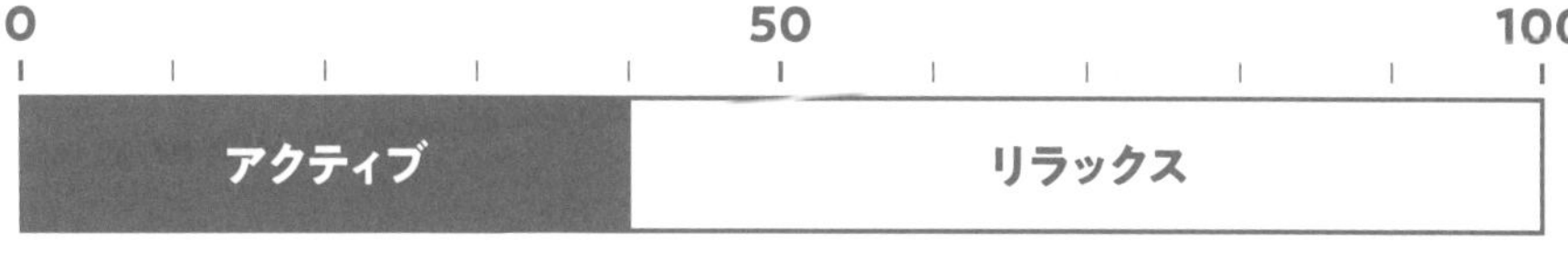

秋の不調

燥邪に負けない 養い方

夏から秋への変わり目を意識する

暑い夏の間は体もがんばって熱を発散しています。この状態で涼しい秋を迎えると、するりと冷えが体に入って秋の花粉症やぜんそくなどのお悩みが起こりやすくなります。ひんやりとした秋の風を感じたら少し用心しましょう。弱っているかもという方は温めて陽気を養いましょう。

用心して物を持ち上げる

少し涼しくなってくると庭いじりやお片付けなど暑い間にできなかった用事を済ませたくなります。これ自体はよいことですが、ぎっくり腰には注意しましょう。暑くなったり冷えたりで体は固くなっています。ひょいと重い物を持ち上げたりすると腰に余計な負担がかかります。腰だけ曲げずに股関節からしっかり曲げて持ち上げる意識が大事です。

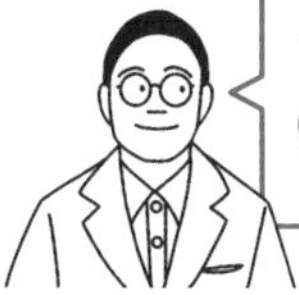

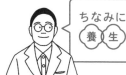

ちなみに養生

「さみしくなるのは秋のせい」。元気なうちは雨が降ろうが風が吹こうがそんなに気にならないのですけど、体が弱るとこういった自然の変化に体や心が影響を受けやすくなります。特に秋は「憂い」の感情が起こりやすい季節です。秋の心地いい風に少し淋しさを感じるのは大人になった証拠です。

秋は空気を読み過ぎない

秋は五臓の「肺」の働きが盛んになる季節。東洋医学でいう肺は呼吸に加えて皮膚や外の世界との関係も司ります。体を薄く覆うバリアーのようなものと考えてもいいかもしれません。「肺」が弱ると風やその場の空気に敏感になります。夜の冷えから肌を守ること、空気を読み過ぎないことも秋の養生。

のどのイガイガに孔最《こうさい》のツボ

朝夕がひんやりしてくる秋はエアコンや寝冷えでのどをやられてしまうことが多くなります。そんなときは「孔最《こうさい》」。肘の内側のシワの親指側から手首の方へ指4本のあたり。のどイガイガの初期にどうぞ。軽く触るだけでまあまあ痛いです。指を当て、握手するように腕を握ってやさしくほぐしてください。

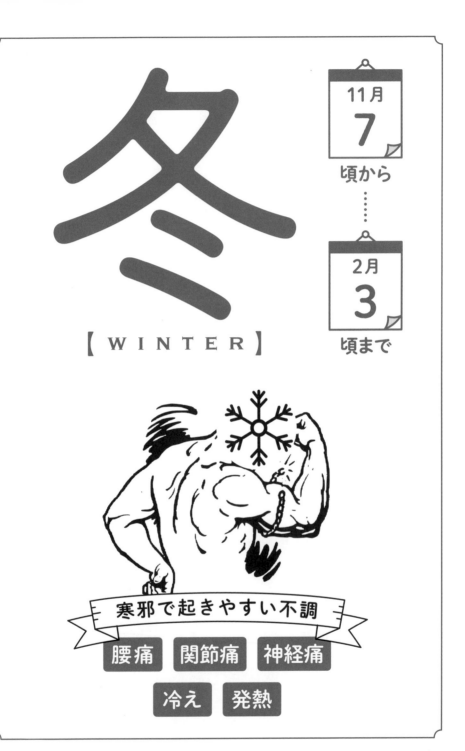

冬
【WINTER】

11月
7
頃から
……
2月
3
頃まで

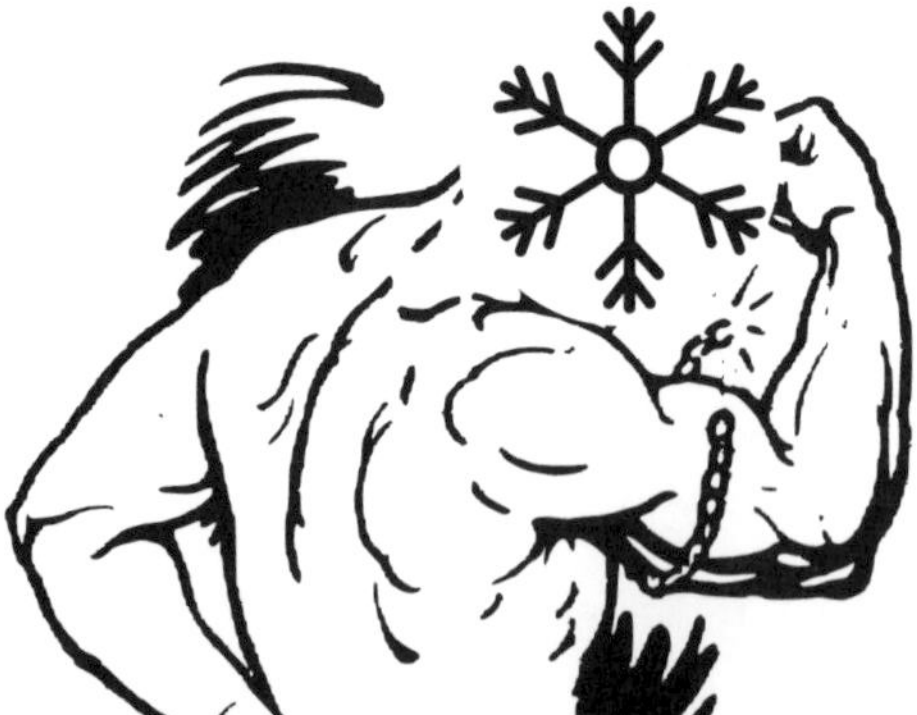

寒邪で起きやすい不調

腰痛　関節痛　神経痛

冷え　発熱

休養と防寒MAXで寒邪が入る隙を作らない！

寒くて暗い冬のテーマは「休む」です。アクティブな夏とは反対に冬は引きこもって大人しく力をためたい季節。「休む」というとサボっているみたいで少しイメージが悪いかもしれません。しかし植物は先に根が生え、それから上向きに茎をのばします。目立って活動していないこの時期の休養が春を元気に迎えるために必要不可欠です。気温も低く、日も短いですから体を動かす陽気は不足しがちになります。ですから冬の養生は陽気を消耗しないよう大切に守りながら、なおかつ積極的に陽気を養う行動をします。

とはいえ年末年始を含むこの時期は、悲しいかな一年で一番忙しくなるタイミングです。大半の人が自然のリズムから逆の行動をしているということですから養生のしどころです。冬の厳しい「寒さ」はそのまま「寒邪」となって私たちを悩ませます。

「寒邪」の特徴はなんといっても痛みです。腰痛や神経痛など、寒い時期は特に痛みを感じやすくなります。また寒さから転じて発熱を起こすこともあります。厳しい寒さから身を守ることが重要になってきます。

【冬のエネルギーバランス】

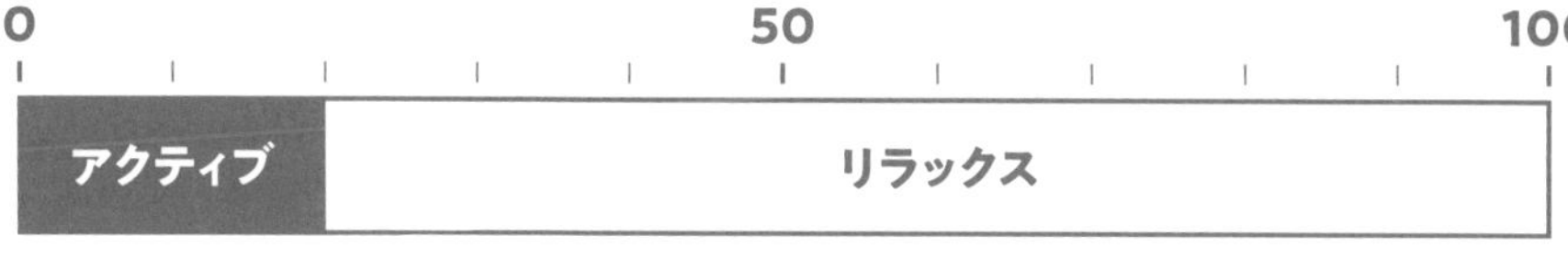

冬の不調

寒邪に負けない
養い方

汗をかき過ぎない

発汗は体から熱や陽気を発散する行為です。陽気が不足しがちな冬の間は汗をたくさんかくようなことには注意をしましょう。特に半身浴、サウナ、ホットヨガ、激しい運動など、冷えを改善する目的で行っている場合は要注意です。しんどく感じるならお休みするか心地よい程度に調整しましょう。

生野菜や生ものを控える

冷たい食べ物・飲み物をとることは体を内側から冷やすことになりますからこの時期はなるべく控えるようにします。冷たいアイスなんかはわかりやすいですが、それ以外でも生野菜や生ものなどもあまり多くはとらないようにします。温かい鍋物や根物の野菜などを食べて体を温めるように努めましょう。

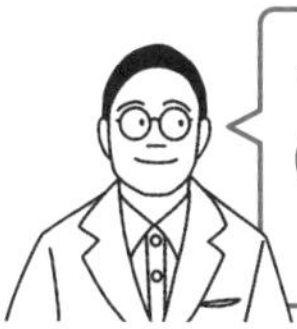

ちなみに養生

「日光浴をする」。冬に陽気が不足するとゆううつになったり、日中でも眠くなったり、出不精になったりといった悩みが現れることがあります。お日様は陽気の塊ですから冬の間は隙あらば日光浴をしましょう。私も冬は時間があれば公園に行って日光浴をしています。寒い日でもこれだけでかなり体が温まりますからお日様の力は侮れません。

家でも温かい服を着る

寒さからくる寒邪の侵入を防ぐのにもっとも簡単なことは温かい服を着ることです。冬の寒さはいつの時代も厳しいですが、最近はダウンジャケットやダウンパンツなど温かい服が簡単に手に入ります。暑くて汗をかいてしまうくらいだとやり過ぎですが、部屋の中でも油断せずにしっかりと着込んでください。

少し遅くまで寝る

「夜は早く寝ること。朝はゆっくり布団の中にいて、日が昇ってから起きるようにすること」。これが冬の睡眠の秘訣です。体の生理反応としても冬は日照時間が短くなりますから春夏と比べると睡眠時間が長くなります。自然と同じで、この時期はゆっくり休むのが吉ということです。ぐっすり休んで春を元気に迎えるパワーをためましょう。

梅雨・季節の変わり目

【ALL YEAR ROUND】

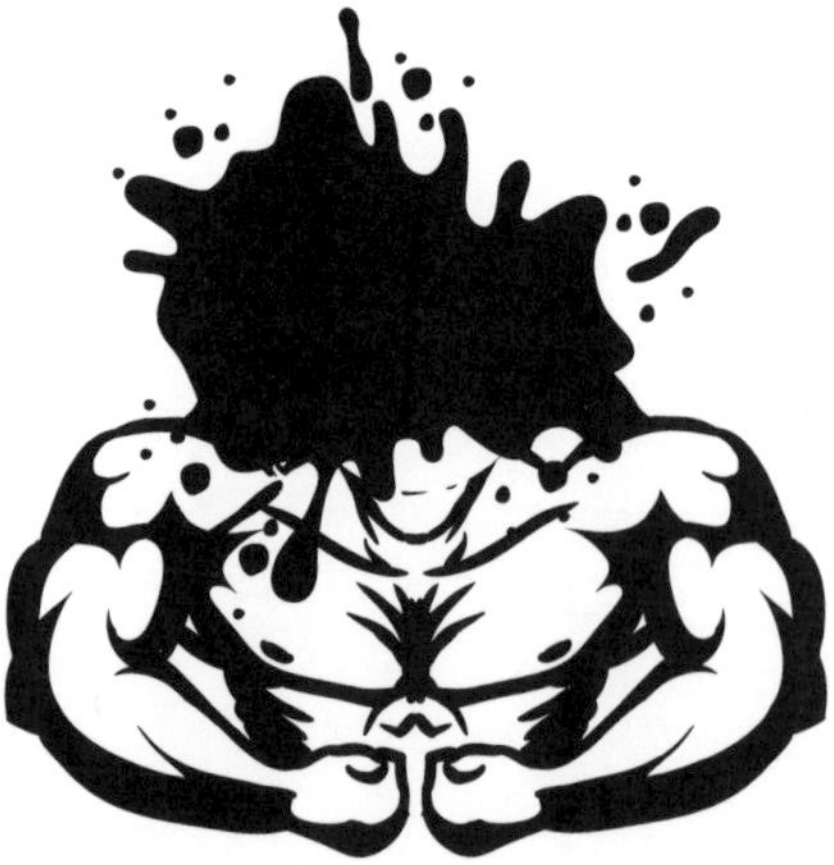

湿邪で起きやすい不調

頭痛　足腰のだるさ

むくみ　やる気ゼロ

湿気を払って疲れにくい体をキープ

水は生きていくためになくてはならないものですが、それが多過ぎたり、巡らなくなって体に不調を与えている状態のことを「湿邪《しつじゃ》」と呼びます。

梅雨みたいに雨がダラダラと降り続くような時期は身も心も重たくなりますけど、四方を海に囲まれた日本は一年を通して湿気が多く、湿邪の影響が強く出やすい土地柄ですので、なおさら湿気との付き合い方は重要です。

体が湿邪の影響を受けたときの特徴は体が重い、関節が痛い、腰が痛い、手足が冷える、むくむなどなど。ベタッとして重たく張りつく感じ。風邪《ふうじゃ》は急にやってきてさっとどこかに行ってしまうようなものですが、湿邪はもう少しいやらしいイメージです。いつまでもダラダラと体の中に居座って私たちを悩ませます。これが本当にやっかいです。

湿邪対策としては、まず湿気の原因となるものを上手に避けること。そして湿気を排出することです。湿気の排出は主に大小便から行います。体が冷えていたり、湿気がたまっているとすっきりと排泄が行えなくなりますので温めるケアも併せて行いましょう。

【湿気が多いときのエネルギーバランス】

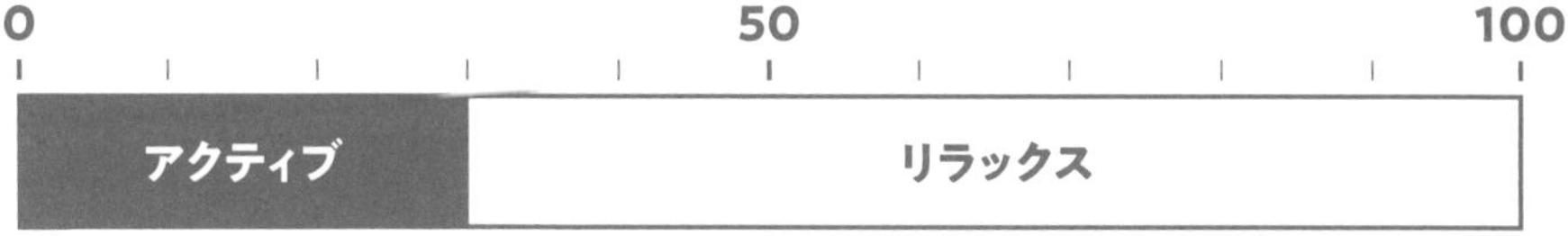

湿邪に負けない
養い方

汗をかいたら着替える

汗をかいたり、雨で濡れたときなどのベタッと濡れた衣服のことを「衣服の湿」と呼びます。衣服の湿気はベタリと体を重くして関節のだるさなどの原因になります。少し面倒なのですが、汗をかきやすい時期は着替えを用意して、こまめに着替えるようにしておくと湿気のしんどさが和らぎます。

食べ過ぎ呑み過ぎを控える

これはちょっと意外かもしれませんが、飲食物も湿邪の原因になります。口から入れた飲食物は量が適切ならばそのまま消化・吸収されますが、量が多過ぎたり、油っこかったり、冷えたものだったりすると上手に消化・吸収することができないので、体内で滞って湿邪になります。そんなわけで腹八分も湿気の養生のひとつです。

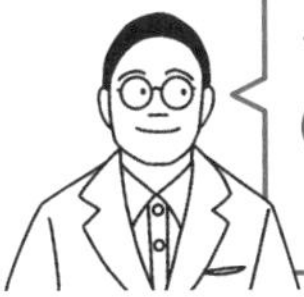

ちなみに 養生

「湿邪の原因は雨だけじゃない」。身の回りのしんどい湿気というと雨のジメジメが思い浮かびやすいのですが、東洋医学の湿気（湿邪）はもう少し広い範囲のことを表しています。湿邪とは体内で上手に巡らなくなった水分のこと。これには「天気の湿」「衣服の湿」「飲食の湿」「地面の湿」があります。湿気で注意をするのはお天気だけではないのです。

天気予報で湿気をチェック

体に湿気がたまりやすい人は湿気を苦手に感じやすくなります。「雨が苦手」とか「お風呂が苦手」みたいな感じです。しかし雨なんかは避けようがありません。そんなときは天気予報で前もって雨への備えをしておきましょう。それに加えて食べ過ぎないとか冷やさないとか、できるだけ元気な状態で苦手な湿気と付き合えるようにします。

湿気＋冷えにご用心

外邪の中でも〝湿気〟と〝冷え〟はとても仲良しでよく組み合わさります。こうなるとだるさだけではなくて痛みも感じやすくなります。夏ならば汗をかいたまま冷房に当たったり、冬ならば雨に濡れてそのまま冷やしてしまったりなど。なにしろこの湿気と冷えの組み合わせは大変不快ですから、できるだけ避けるように気をつけましょう。

季節の変わり目

土用は意識低めでのんびり過ごす

土用一覧

春の土用	4月下旬頃から 5月上旬頃まで
夏の土用	7月下旬頃から 8月上旬頃まで
秋の土用	10月下旬頃から 11月上旬頃まで
冬の土用	1月下旬頃から 2月上旬頃まで

大人になると「季節の変わり目に調子が悪い」という人は多くなってきます。この季節の変わり目としてわかりやすい目安になるのが〝土用〟です。土用というと鰻《うなぎ》を食べる夏の土用を思い浮かべる人が多いかもしれません。実際の土用は〝立春〟や〝立夏〟など、季節が始まる前の約18日間のことをさしますので、一年には4回の土用があります。

今までお話をしてきたように季節にはそれぞれ春は「始める」、夏は「動く」、秋は「収める」、冬は「休む」といったテーマがあります。季節の変わり目というのはその移行期間。つまり「変化する」ことがテーマですから、それぞれの要素が入

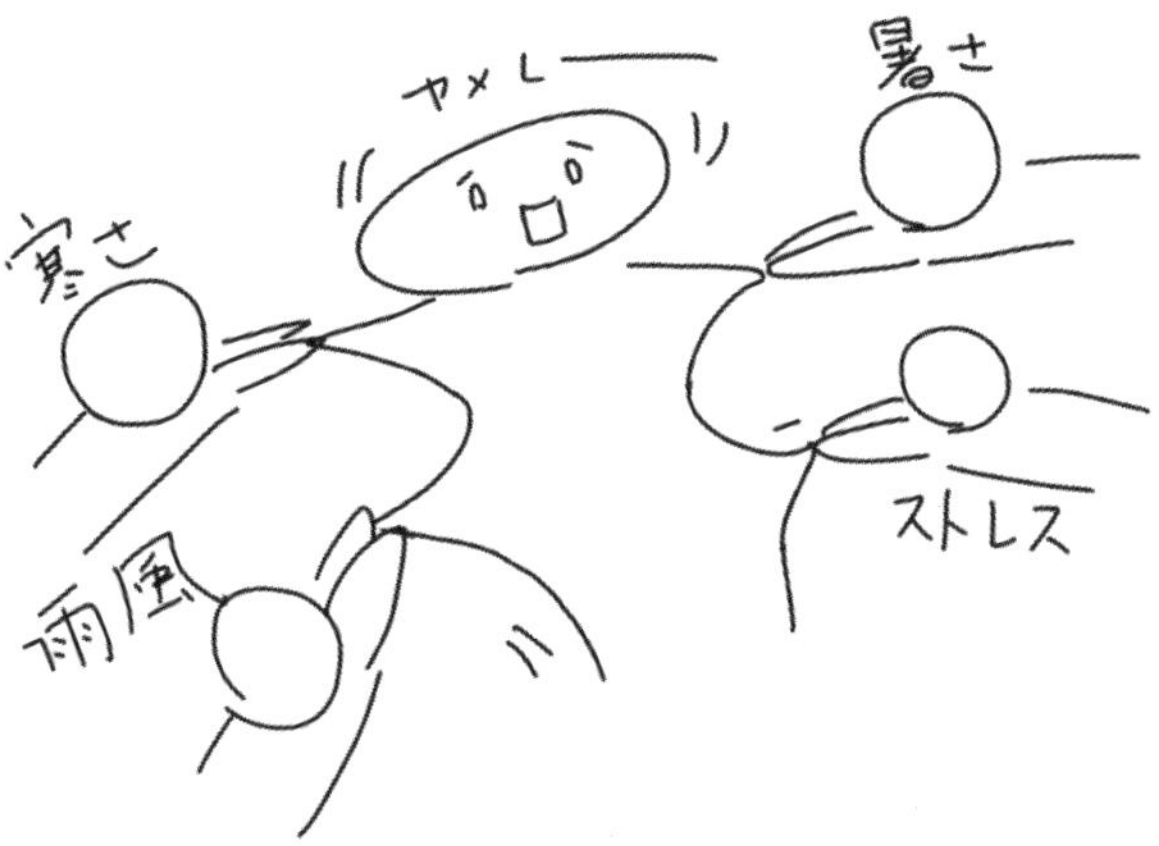

『土用のイメージ』

り交じり不安定になりやすい期間なのです。この期間は天気も不安定になりやすく私たちをゆさぶってきます。「暑さのゆさぶり」「寒さのゆさぶり」「風雨のゆさぶり」そしてこれらの天候の変化に起因する私たちの「ストレスのゆさぶり」です。

毎日様々な要素からゆさぶられているわけですから普通に生活をしているだけでも常に体力が削られて消耗していきます。普段から元気に過ごしていればこの変化にも耐えられますが、疲れた体を引きずりながらギリギリのところでバランスを保っている人にとってはこの土用のゆさぶりがとどめになってしまいます。体調面の不調はもちろんのこと、ちょっとした気のゆるみからくる、怪我や人間関係のトラブルなどなどもこの時期には注意しなくてはいけません。変化をするときに無闇に動きまわると様々なトラブルの原因になります。

雨降りや台風の日にわざわざ外出することをしないように、こういう不安定な時期は落ち着いて心と体が変化するのを見守る必要があります。具体的にはいつも以上に食べ過ぎない、できるだけ早く寝る、がんばれると思っても無理をしない。上手に養って次の季節を迎えましょう。

養生

CHAPTER

04

HOW TO YŌJŌ

メンタルが整う

五臓の整え方

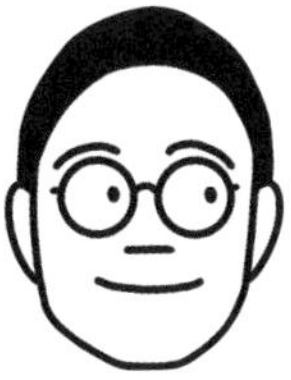

心は常に不安定でまわりの影響をすぐに受けます。その中でももっともつながりが深いのは私たちの体で、これを五臓と呼びます。五臓は心と直接リンクしています。心に直接触れてあげることは困難ですが、五臓を整えることで心を間接的に養ってあげることは可能です。そんなわけで心と体を養っていきましょう。

気分が悪いのではなくて
体調が悪い

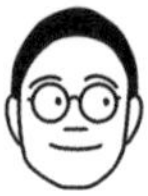

緊張して肩がこったり、イライラして顔が真っ赤になったり、心が動くと体の方もそれに合わせて反応します。私たちの心と体は関係しあっている。しかし心の状態というのは体と比べるとあまり大事にされていない気がします。

たとえば約束をキャンセルするときに体から血が出ていたり、骨折でもしていようものなら「それはしょうがないか」と相手の理解も得られやすいものです。しかしこれが「気持ちが落ち込んでいて」とかだったりすると「何をそんなことで」となってしまうことでしょう。ただ目に見えるか見えないかというだけでどちらもしんどいことには違いがないのですが……。

一方で東洋医学では心の問題をかなり重要視していて、冒頭でもご説明したようにストレス（内因）を不調の原因だと考えています。ストレスというとちょっとわかりにくいかもしれません。具体的には感情のアンバランス。「怒・喜・思・悲・憂・驚・恐」といった感情の偏りが体を弱らせると考えているのです。

感情で気が動く

生きているということは、感情があるということです。感情はゆらゆらと動いて形がありませんがそれ自体が気の動きであり、特徴的な動きをします。

怒ると気が上る

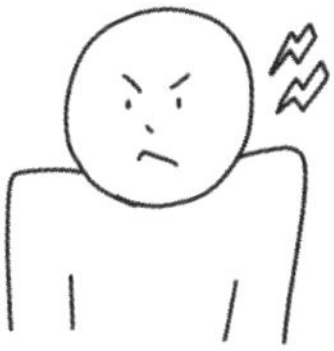

怒ると肩に力が入って、顔が真っ赤になってのぼせます。これがわかりやすい気が上った状態。でも悪いことばかりではなくて、積極性とか行動力は怒のエネルギーを必要とします。

思うと気が結ぶ

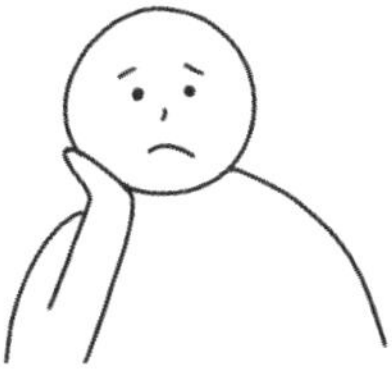

適度な思いは、思慮深さや、記憶に関わる知的な働き。でもそれが過ぎると過去のことが気になり、考え過ぎて動けなくなったりしてしまいます。

喜ぶと気がゆるむ

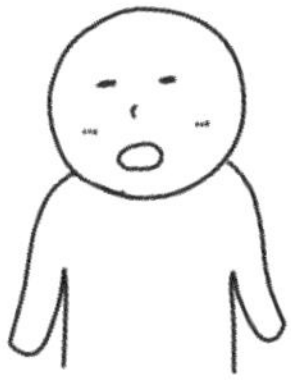

笑うと肩の力が抜けるように、ほどよい喜びは緊張をゆるめリラックスさせてくれます。ただ、ゆるみ過ぎると力が抜け過ぎて集中力を欠いたような状態になります。

憂うと気が巡らず

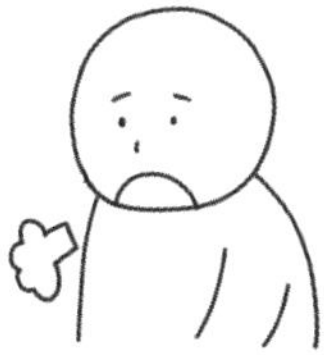

まわりのことに思いを巡らせて板挟みになり、ストレスがたまっている状態。ほどよい憂いは人間関係を円滑にしてくれますが、過ぎると自身の巡りを妨げます。

悲しむと気が消える

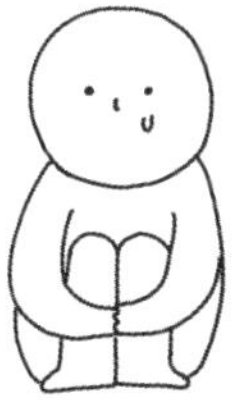

がっくりしてやる気を失ってしまうような状態。まさに意気消沈という感じで、しょんぼりとしてしまうことってありますよね。

恐れると気が下る

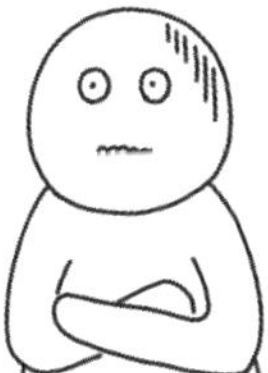

命を脅かされるときに起こるような恐れや、本能的な恐怖感などの気持ち。恐れが強いと体は固く、頑固になり、行動をすることがおっくうになります。

驚くと気が乱れる

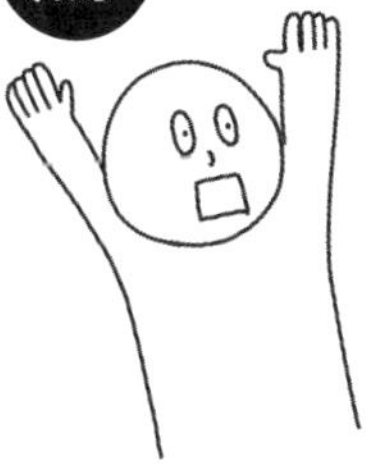

びっくりしてパニックになってしまったような状態。体の気の統制が乱れて不安感や不眠などが起こったりします。

心を養うために

五臓を養う

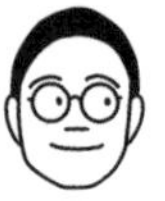

心の動きしだいで気は上下左右に動きまわり、偏りが甚《はなは》だしければ内臓機能にも影響を与えます。このとき影響を受ける内臓の働きを東洋医学では「五臓《ごぞう》」と呼びます。「肝《かん》」「心《しん》」「脾《ひ》」「肺《はい》」「腎《じん》」の5つで五臓です。温かいスープを飲んだときに「五臓六腑に染みわたるなぁー」のそれです。

怒・喜・思・悲・憂・驚・恐、それぞれの感情は五臓とセットになっていて、偏りが過ぎると対応する五臓を弱らせます。そして内因（ストレス）による五臓の弱りは体の防御能力を弱めることになり、結果としてＣＨＡＰＴＥＲ３でお話しした外邪の侵入を容易にしてしまうことになります。ゆえに心の状態というのは大変重要なのです。

では心はどうやったら養うことができるのか？　心というのは私たちの内側にあるものなので、直接触ることができません。ここで思い出していただきたいのは心と体は対応する関係にあるということ。つまり体の五臓を養うことが心を養うことにもなるのです。

五臓を養い、平穏な心を取り戻しましょう。

心身の働きを司る5つの柱 五臓

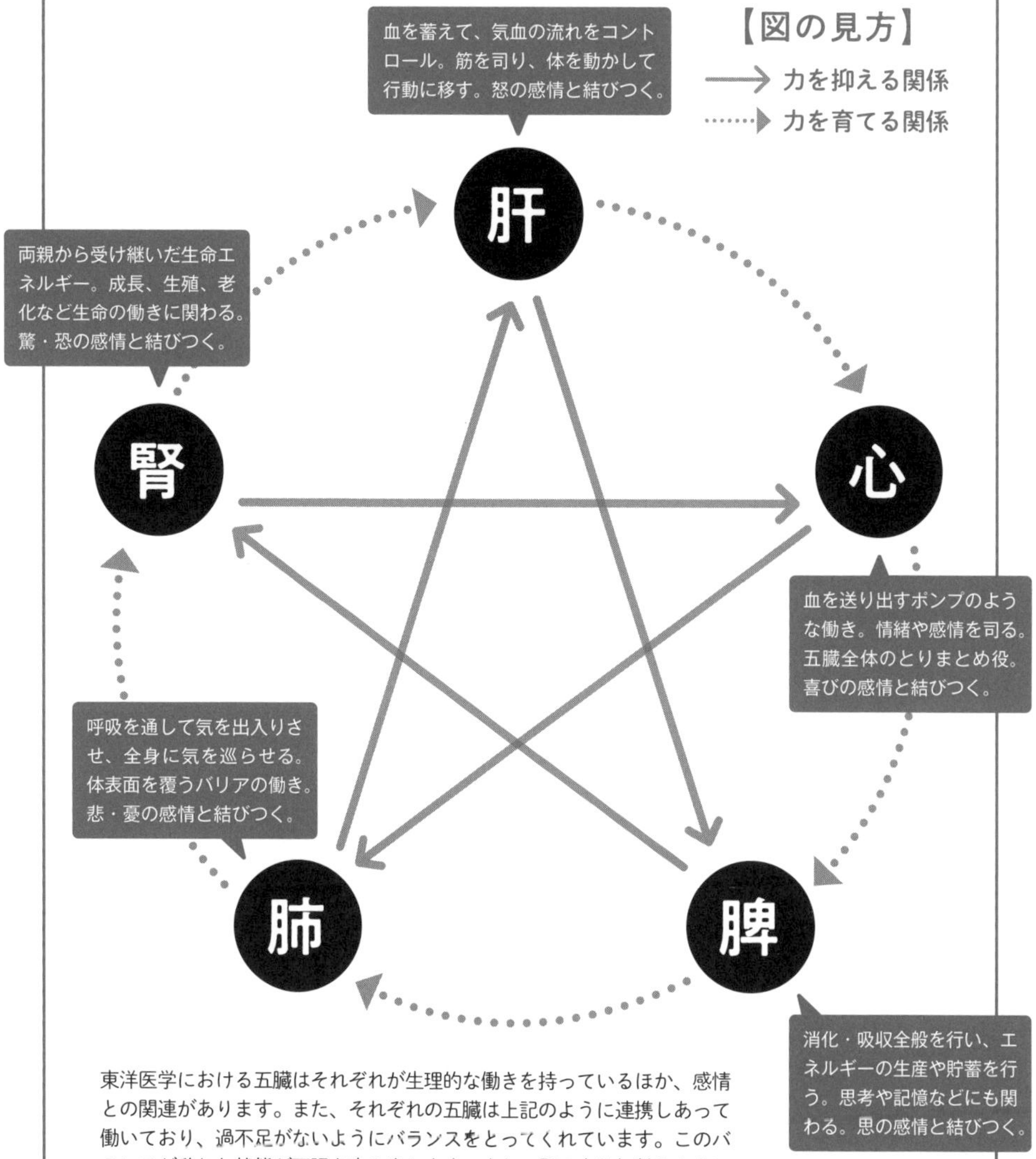
【図の見方】
力を抑える関係
力を育てる関係
血を蓄えて、気血の流れをコントロール。筋を司り、体を動かして行動に移す。怒の感情と結びつく。
肝
両親から受け継いだ生命エネルギー。成長、生殖、老化など生命の働きに関わる。驚・恐の感情と結びつく。
腎
心
血を送り出すポンプのような働き。情緒や感情を司る。五臓全体のとりまとめ役。喜びの感情と結びつく。
呼吸を通して気を出入りさせ、全身に気を巡らせる。体表面を覆うバリアの働き。悲・憂の感情と結びつく。
肺
脾
消化・吸収全般を行い、エネルギーの生産や貯蓄を行う。思考や記憶などにも関わる。思の感情と結びつく。

東洋医学における五臓はそれぞれが生理的な働きを持っているほか、感情との関連があります。また、それぞれの五臓は上記のように連携しあって働いており、過不足がないようにバランスをとってくれています。このバランスが乱れた状態が不調を生み出します。また、腎の力は加齢とともに徐々に減少していくため、腎が力を抑制する関係にある心は、その影響から弱りにくくなります。そこで次のページからは、心以外の肝・脾・肺・腎を養う方法について取り上げています。

一日中、イライラしどおし

怒りっぽいときは肝養生

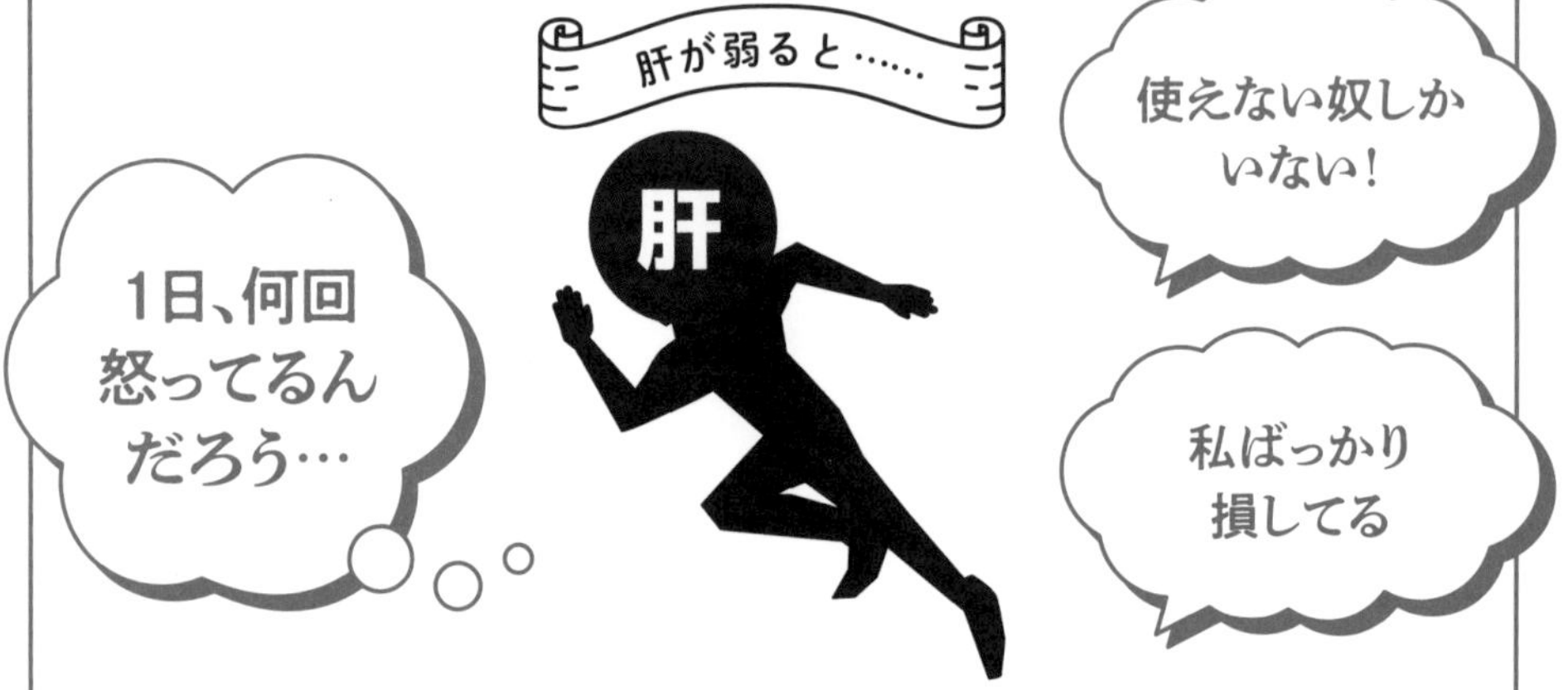
肝が弱ると……
肝
使えない奴しかいない！
1日、何回怒ってるんだろう…
私ばっかり損してる

【体の不調】

めまい　のぼせ　胸のつまり感　寝つきが悪い

「怒」というのはいろいろな顔があります。

せっかちでいつもイライラしているのも「怒」、「これではいけない」と正義の気持ちに燃えるのも「怒」の働きです。少しの「怒」はとても活動的で頼りになるのですけど、これが暴走をすると大変なことになります。

「怒」の感情と仲良しなのは「肝」。肝は血を蓄えて、その力で体を動かす、積極的で能動的な行動を支えています。

生まれ持っての肝体質の人は上昇思考で目標を達成するのが大好きなリーダータイプ。その反面ブレーキの扱いが苦手です。「怒」とともに、行くところまで行ってしまいます。

怒が過ぎれば肝が弱り、肝が弱れば怒も湧きやすくなります。体調面ではめまいや、高血圧、のぼせっぽい、肩がこる、眠れなくなる、みたいなトラブルが起こりがちです。

肝の養いツボ

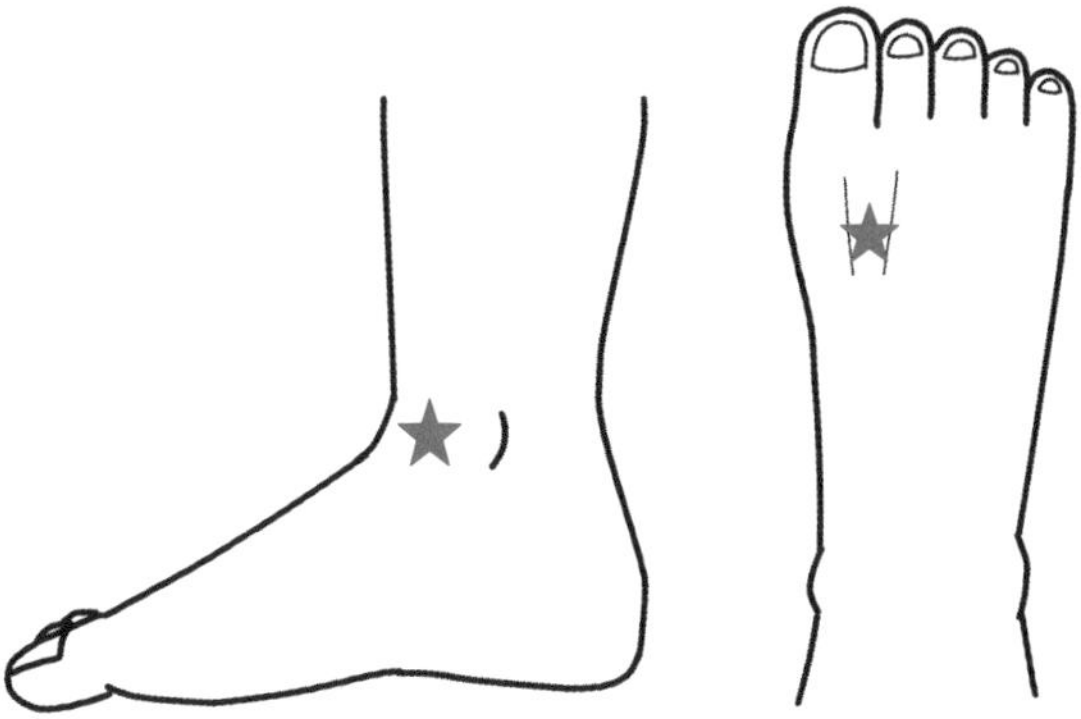

【中封《ちゅうほう》】

内くるぶしの中心と同じ高さで、すぐ前あたり、腱の手前でくぼんでいるところ。巡りが悪くなっているとゴリゴリと固くなります。

【太衝《たいしょう》】

足の甲の、親指と人差し指につながる骨が交わる手前のあたり。なでるとくぼんでいます。

ほぐし方

P.131 ～ 137のどのツボも、ほぐし方は同じです。

❶力を抜いてコリや張りをめやすに場所を探る。

❷ツボを見つけたら指の腹でつぶすのではなく、1分ほど圧をかける。心地よさやズーンと響く感じがあればOK。

❸できればお灸もしてみる。

【この行動もおススメ】

動きの激しいスポーツをする

エネルギー過多になり、気がついたらがんばり過ぎて調子を崩してしまう人が多いのでスポーツなどで適度に発散をしてあげるのが肝養生です。時間をとれないときはスキップでも◎です。動いて気を発散させます。

目を休める

〝肝は目を司る〟〝肝の気は目に通じる〟などといわれ、目の使い過ぎは肝を消耗します。オンでもオフでも目は働きっぱなし。休憩の合間に目をつぶってみるとか、カーテンや川のせせらぎなど揺らぎのあるものを眺めるとか、たまには目を休めてあげるのも肝養生です。

サウナで汗をかく

無理やり汗をかくサウナは体質的に合う人は少ないのですが、汗をかいて気を発散するという意味で肝養生のときは大変役に立ちます。反対に不安になる、クヨクヨする、空気を読み過ぎるタイプの人はかえって疲れてしまうことが多いので様子を見て行いましょう。

思い悩むのをやめられない

クヨクヨするときは脾養生

脾が弱ると……

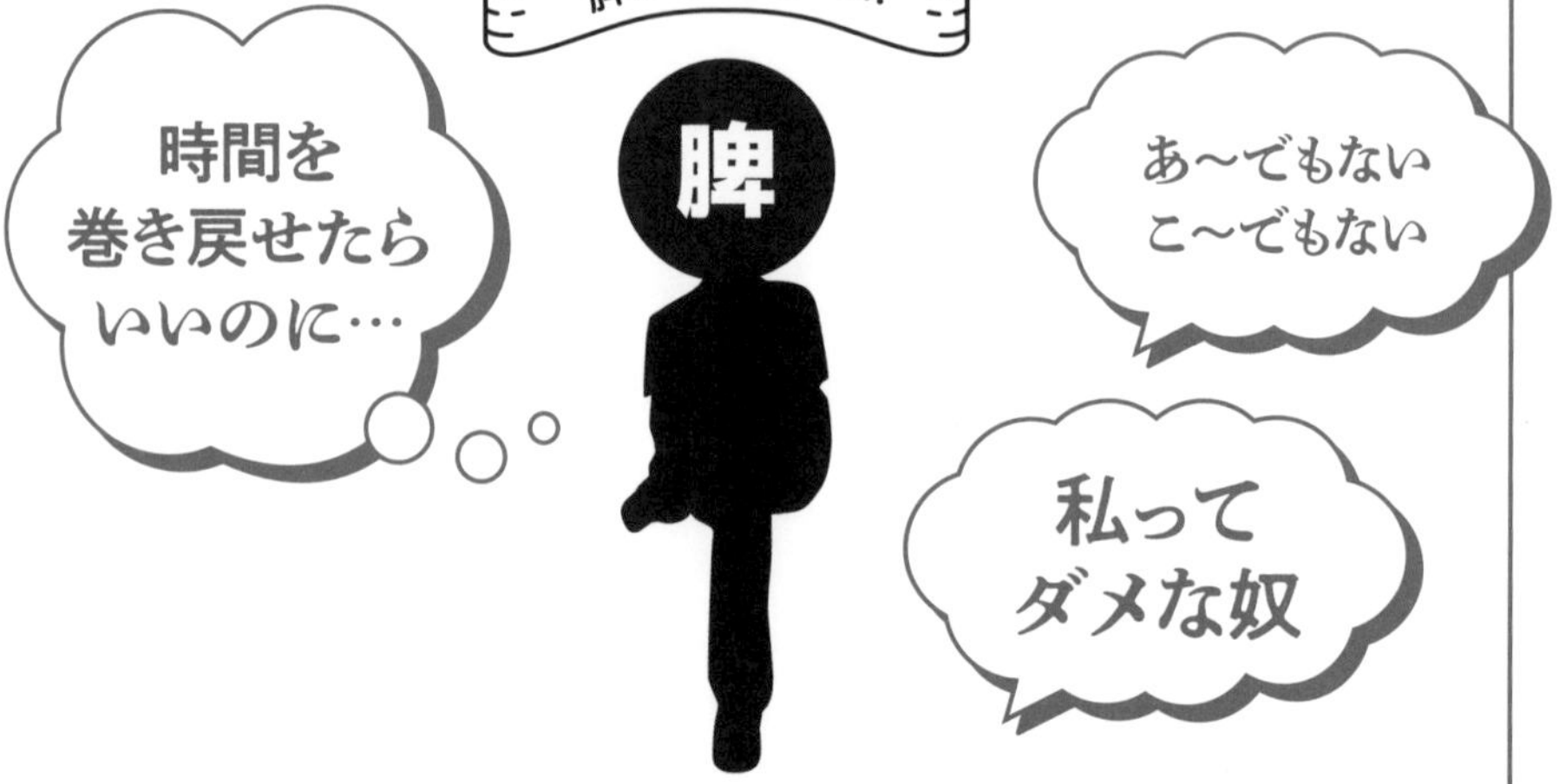
時間を巻き戻せたらいいのに…
あ～でもないこ～でもない
脾
私ってダメな奴

【体の不調】

お腹の張り　だるさ　むくみ　忘れっぽくなる

ひとり静かに考えを巡らせることや出来事を記憶すること。これが「思」という感情の働きです。とても知的な印象ですが、それも偏ると過ぎたことをいつまでもクヨクヨと考え続けるような悩みの元になります。

「思」と関係が深いのは「脾」です。「脾」は五臓の中でも貯蓄に関係した仕事をしています。食べ物などの消化・吸収や情報の記憶もその働きのひとつです。

思い悩んで「脾」の機能が低下すると消化する機能が十分に発揮されなくなり、お腹を中心にトラブルが起こりやすくなります。

食欲がなくなる、お腹が張る。そして巡りが悪くなるので節々がだるくなる、むくむ。そして記憶に関連して物忘れをしやすくなったりします。食べ物も考えも適度に巡らさないといけないのですね。

脾の養いツボ

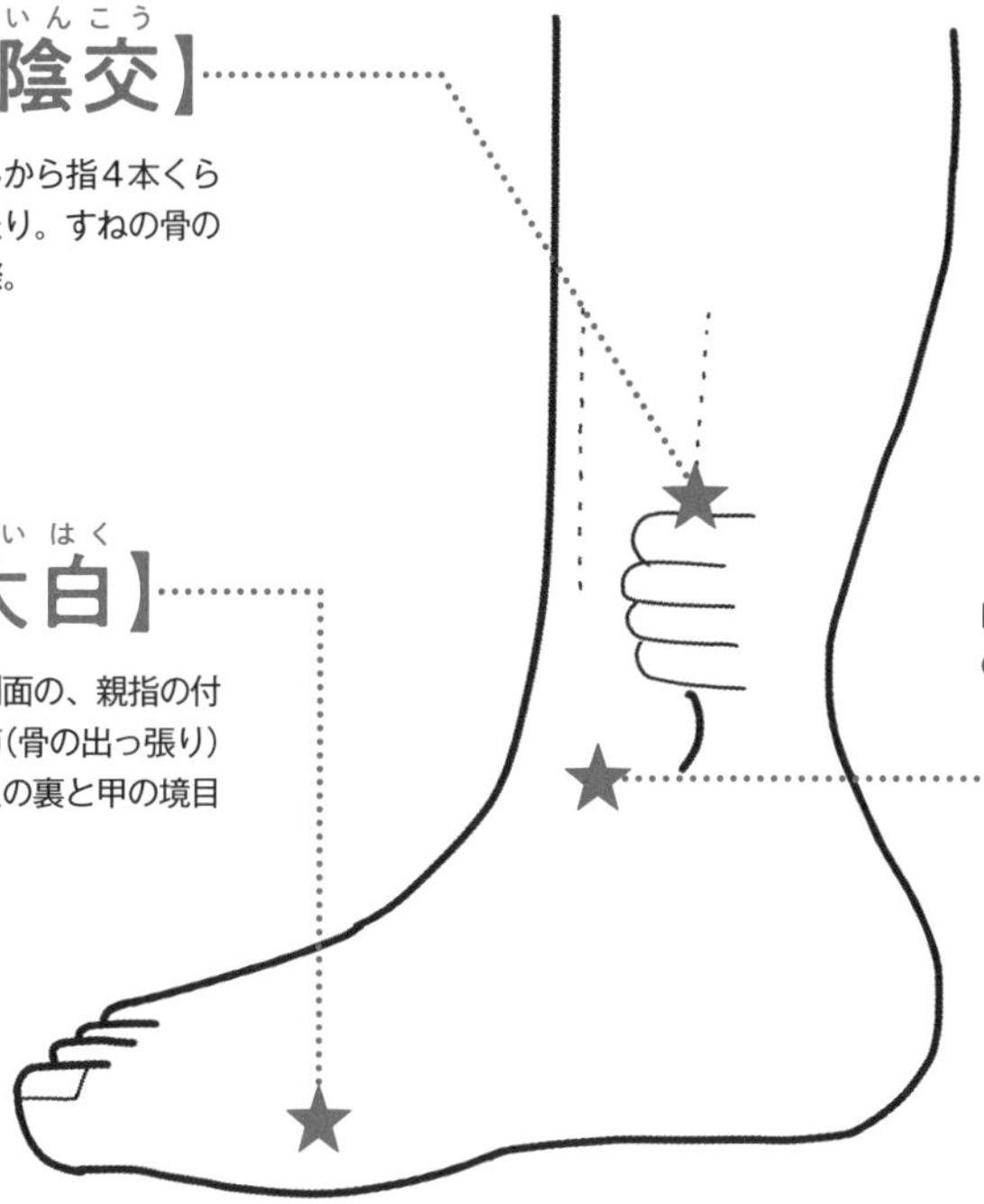

【三陰交《さんいんこう》】

内くるぶしから指4本くらい上のあたり。すねの骨の後ろ側の際。

【太白《たいはく》】

足の内側側面の、親指の付け根の関節（骨の出っ張り）の後ろ。足の裏と甲の境目のあたり。

【商丘《しょうきゅう》】

内くるぶしの前下方あたりのくぼんでいるところ。

【この行動もおススメ】

へその上を温める

お腹の、おへその上の部分は脾と対応しているエリアです。ここを温めると、脾の働きがよくなります。手のひらを当てたり、腹巻きをしたりして、おへその上を温めましょう。

温かい甘味を食べる

冷たいものはお腹で消化しにくく、脾を弱らせることになります。お腹が疲れたときはできるだけ温かいものを食べたいところです。なかでもお米、サツマイモ、カボチャなどの自然な甘みは脾の機能を助けます。積極的にメニューに入れたいところです。

よく噛む

消化・吸収の負担が減ると、脾は養われます。胃や腸と同じく、口は食べ物の消化器官のひとつです。噛むことで食べ物は細かくなり。消化酵素と混ぜ合わせられることでお腹の消化を助けてくれます。なんとなくのながら食べではなくて、しっかり噛むを意識してみましょう。

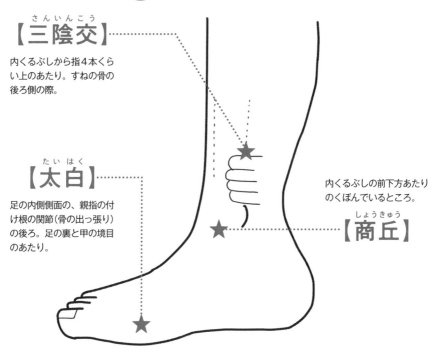

人に振り回されっぱなし

空気を読み過ぎるときは肺養生

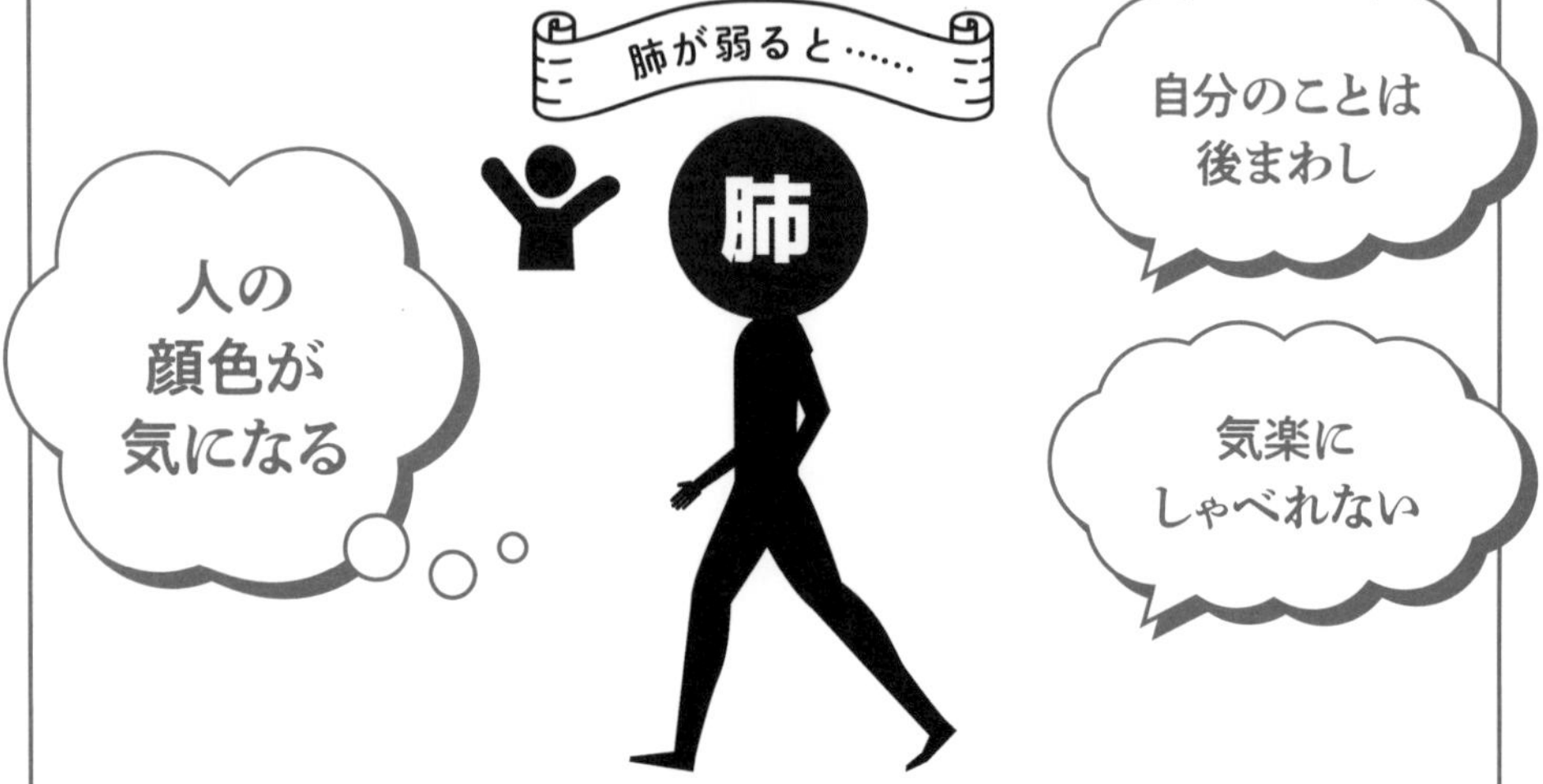
肺が弱ると……
肺
人の顔色が気になる
自分のことは後まわし
気楽にしゃべれない

【体の不調】

全身のコリ　鼻炎　目のかゆみ　声が出せない

なんだか最近ため息ばかりついている。人と人との間に入って板挟みになってしんどい。こういうのは「悲」「憂」の気持ちです。正常な範疇《はんちゅう》ならば人と人との間をとりもつ素晴らしい働きですが、それが偏るとなんでも引き受けてくれる「都合のよい人」になってしまいます。

この悲・憂の気持ちは「肺」と仲良しです。息を吸ったり吐いたりするのが肺の仕事ですが、同じように人間関係の「空気」を読むのも「肺」の仕事です。読み過ぎると「肺」本来の体を循環させる働きができなくなります。全体の巡りが悪くなるからとにかく肩全体がこる、あとは呼吸器のトラブルやアレルギーなんかも「肺」のトラブルです。なにしろ今は「肺」を弱らせている人が多いです。きっとみんな空気を読んで疲れているのでしょう。

肺の養いツボ

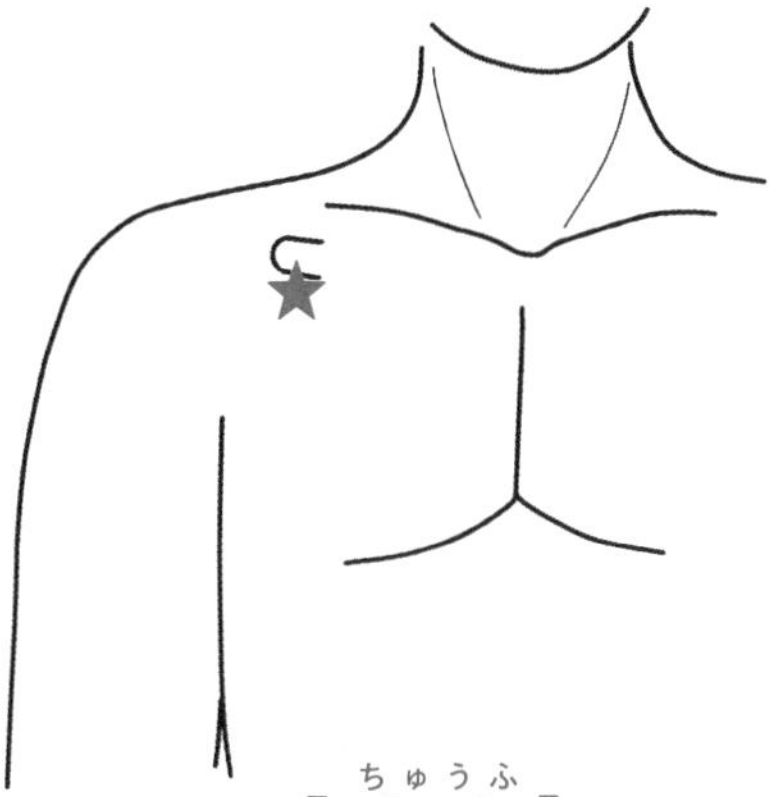

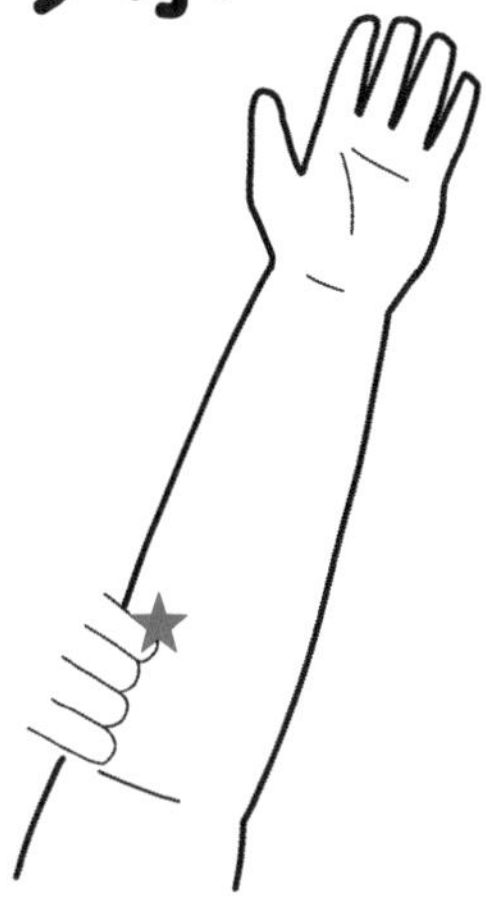

【中府《ちゅうふ》】

鎖骨の外端下のくぼみからさらに親指１本分下にいったあたり。

【孔最《こうさい》】

肘のシワの中央からやや親指側のところから、手首の方に向かって指４本分のあたり。

【この行動もおススメ】

肩甲骨の間を温める

ストレスがたまると肩甲骨の間がゴリゴリと固くなり、息がしづらくなります。こんなときは肩甲骨の間を蒸しタオルで温めたり、柔らかいボールを当ててほぐします。背中がゆるんで息が楽になると「肺」が養われます。

ヨガなどでゆっくり動く

「肺」が弱っているときに激しい運動をすると疲れてしまうのですけど、かといってまったく動かないと気が巡らずに固くなり、それはそれでしんどくなってしまいます。おススメはリラックス系のヨガなど強度の小さい運動です。近所を歩くだけでもＯＫ。

ひとつのことに没頭する

「肺」が弱るとまわりのことが必要以上に気になるようになります。気になって心配して、さらに体の巡りが悪くなる悪循環に陥りがちです。そんなときは趣味でも何でもいいのでひとつのことに没頭してみてください。まわりを気にしないのも肺養生。

前に進む勇気が出ない

不安なときは腎養生

腎が弱ると……

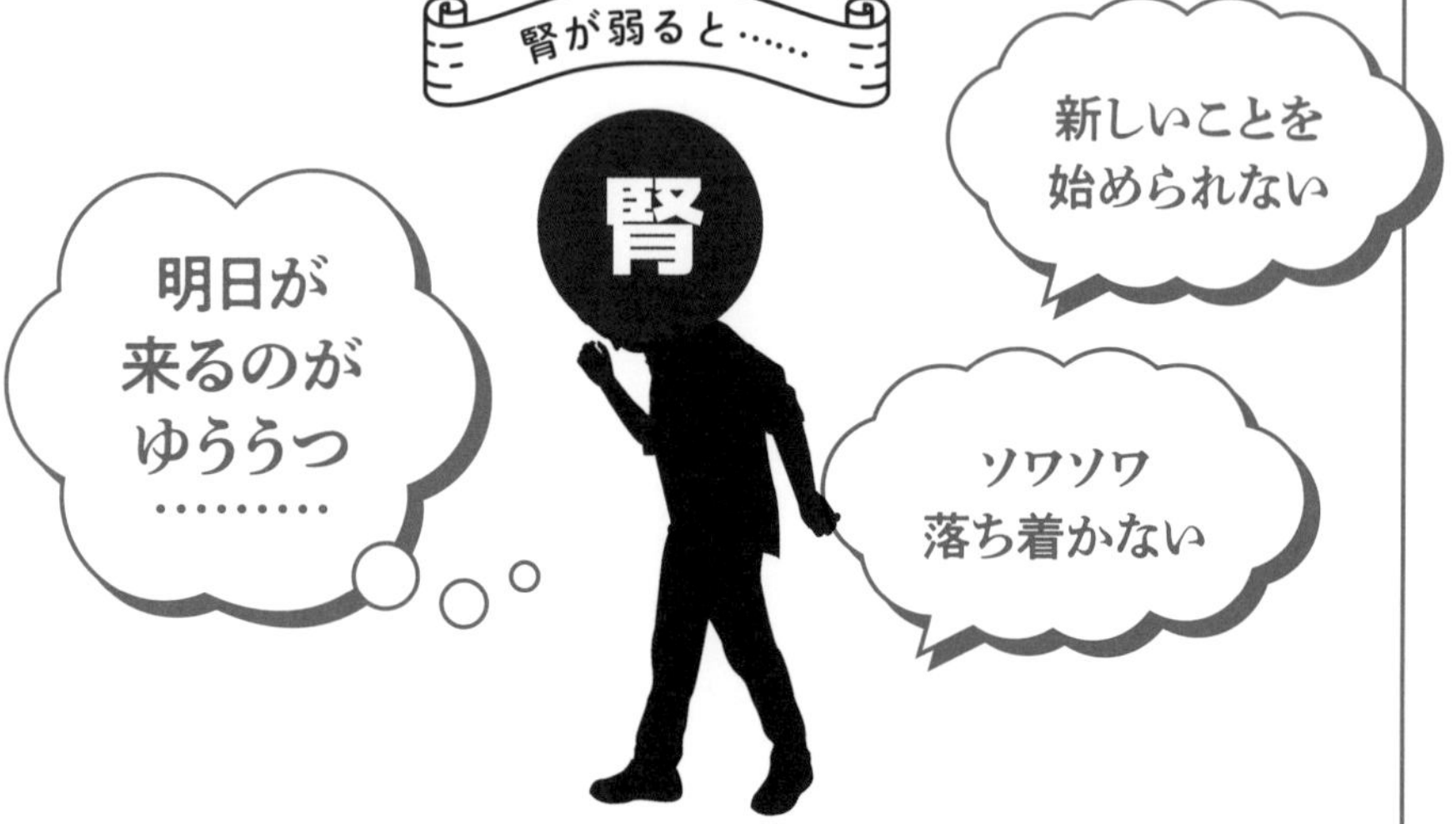
腎
新しいことを始められない
明日が来るのがゆううつ……
ソワソワ落ち着かない

【体の不調】

立ちくらみ　便秘　耳のつまり感　白髪が増える

先のことを考えて不安な気持ちや身の危険を感じてどうにもならない気持ち。それが「恐」や「驚」です。こういった不安な気持ちは元気なときはなんてことないのですが、ちょっと疲れたり弱ったりすると突然大きくなります。そんなとき、心と体の関係性を否が応でも感じることになります。

この「恐」「驚」の感情は「腎」と仲良しです。「腎」は生まれたときから私たちを支える生命の源。不安と併せて加齢や疲労で消耗します。「腎」が弱ったときというのは疲れきった状態です。足腰が重くて動きたくない。キーンと耳鳴りがする。寝ても疲れがとれないなどなど。「肺」と同じく「腎」が弱っている人は多いです。不安になるから働き、働くから疲れてまた不安になる。腎を養ってこの流れをなんとか止めましょう。

腎の養いツボ

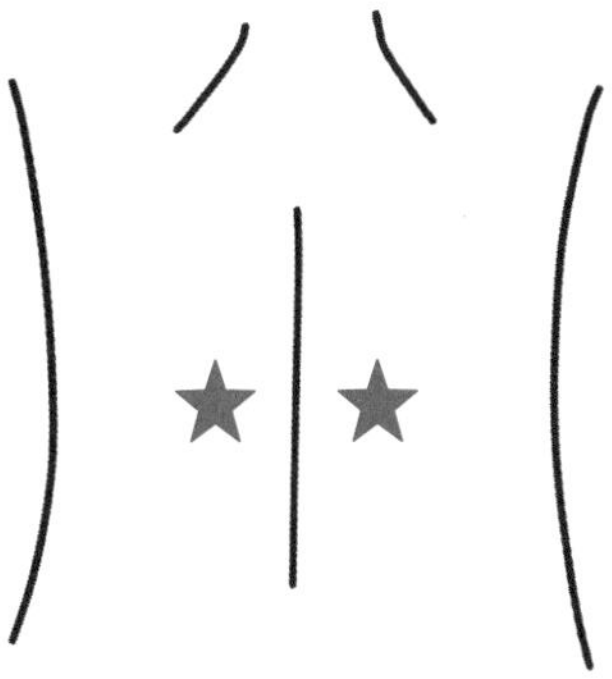

【腎兪《じんゆ》】

ウエストラインの背骨から指2本分くらい外側のあたり。ほとんどの人が固くなっているところ。温めるのもおススメ。

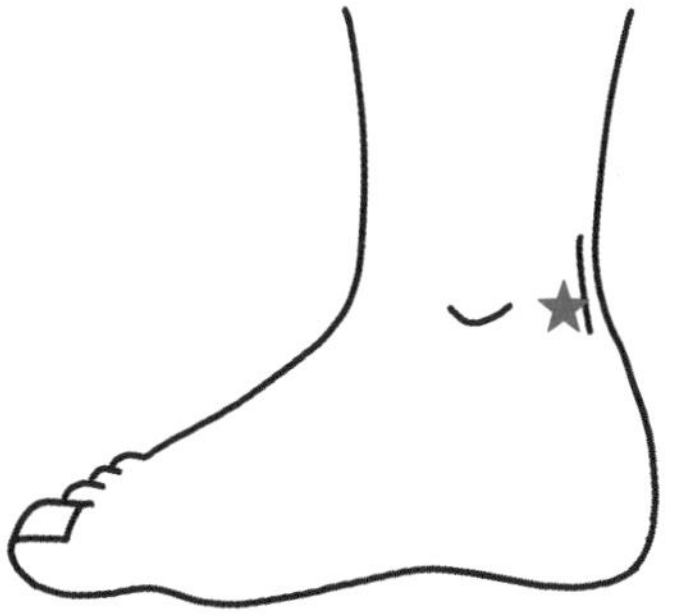

【太谿《たいけい》】

内くるぶしとアキレス腱の間のくぼんでいるところ。疲れているとグミのようなコリが出やすい。

【この行動もおススメ】

背骨のストレッチ

背骨のあたりは腎が関係するエリア。疲れがたまると動きにキレがなくなってくるのはこのあたりが固くなるからです。寝る前の、首や腰など背骨をのばすストレッチは腎を養います。

眠る時間を確保する

腎を養うのにもっとも重要な要素は睡眠です。ほかを整えても睡眠時間が足りなければ腎はなかなか養われません。腎養生のサインが出ているときは黄色信号だと思って食事や運動は後まわし、休養を最優先させましょう。

腰から下は重ね着

腰から下が冷えると、腎が弱りやすくなります。冷えやすい場所は重ね着をして、他より少し温かくするというのがコツです。レッグウォーマーや足首ウォーマーなど、便利な品を上手に活用してみてください。

＼気持ちいい／＼不調に効く／

養われるお灸のすすめ

これまでいろいろなお手当て方法を紹介してきました。今更ですが私はお灸専門のサロンをしています。この本を手にとっていただいたのも何かのご縁ですから。お灸のケアについてもご紹介させてください。

最近は「お灸を見たことも聞いたこともない」という人もけっこういらっしゃいますので簡単に説明すると。

お灸はよもぎの葉の裏の毛（もぐさ）を加工したものです。火付きがよく、ゆっくり燃えるので体をうまい具合に温めることができます。お灸のメリットは以下の通り。

・自分自身で行うことができる。
・ツボを温め、ゆるめることができる。
・高い温度で温めることができる。
・香りに沈静化を促す作用がある。

ご自宅で使っていただきやすいのは底に台座がついている「台座灸」という種類のお灸です。熱源が直接肌に触れないので火傷などのトラブルが起こりにくくなっています。

多少面倒かもわかりませんが、固くなった体にじんわりと熱がしみ込んでいくようなお灸の心地よさは、他の手当てにはない味わいがあります。ぜひ一度お試しください。

はじめてのお灸Q&A

お灸 私でもできる?

A 手に入りやすいし やり方は実は簡単です

お灸はインターネットかドラッグストアの湿布コーナーあたりで購入できます。据え方はツボを見つけたらお灸に火をつけて据えるだけ。実はとても簡単です。

セルフケア

お灸 どんな効果がある?

A 巡りがよくなって コリや心もゆるみます

お灸を据えると血の巡りがよくなります。リラックスする、呼吸が深くなる、血流がよくなる、コリがほぐれる、痛みが和らぐ、肌ツヤがよくなるなどの効果があります。

効果

お灸 お金がかかるんじゃない?

A 気軽に求めやすいお値段です

ひとつのお灸はだいたい10円前後くらい。いつでもご自宅で行える手軽なセルフケアです。忙しくてリラクゼーションのお店などでケアができないという人にもおススメです。

¥

経済的

お灸 熱そうで怖い

A 現代のお灸は 熱くなるまで行いません

昔のお灸はもぐさ(灸)をすべて焼き切る方法だったので大変熱かったのですが、現代のお灸は熱さを感じたら外すものがほとんどです。心地よい熱さでゆるみます。

気持ちいい

お灸 難しそう…

A 細かいことを気にしなくても効果を得られます

はじめて据えるときは「ちゃんとツボがわかるかな?」とかいろいろなことが気になりますが、まずは「温かくて気持ちいい」を体験するところから始めてみましょう。その感覚を覚えるだけでも体はゆるみます。

シンプル

簡単

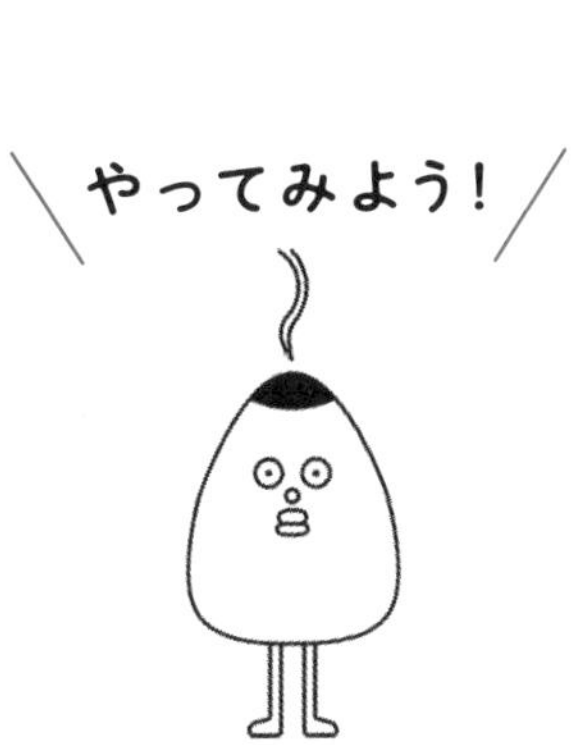

お灸の据え方

おうちで手軽に行いやすい、台座灸の据え方です。
よくあるお悩みの改善に効く場所（ツボ）をご紹介するので、
まずはそこから据えてみるのもおススメです。

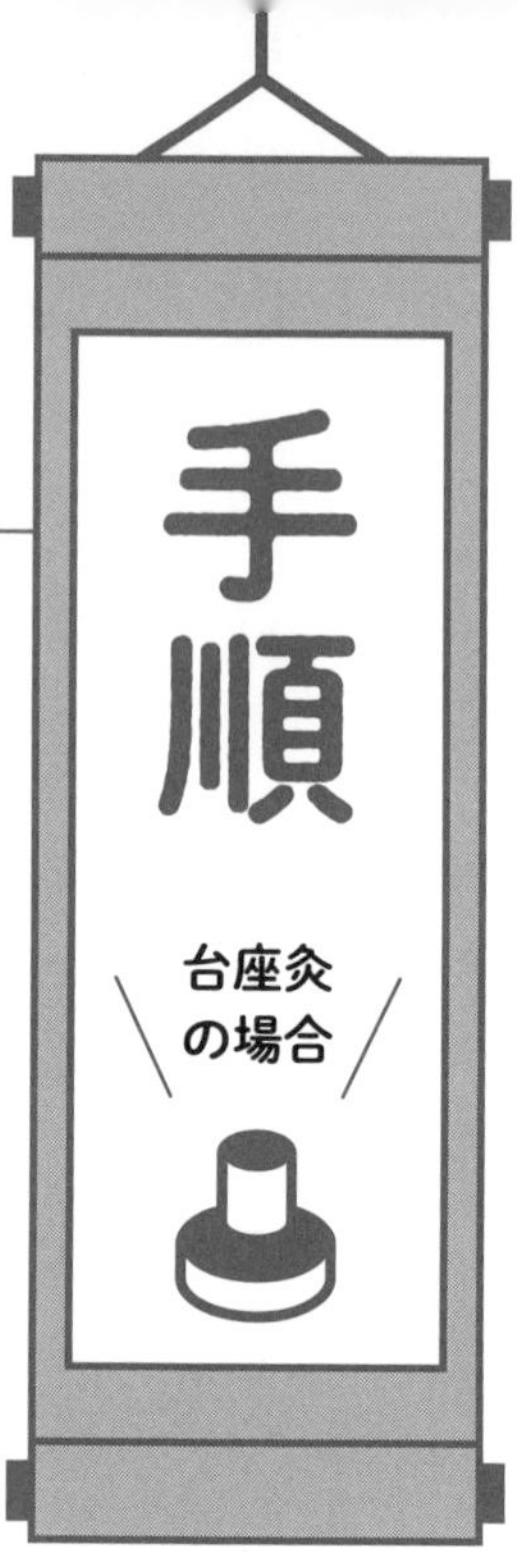

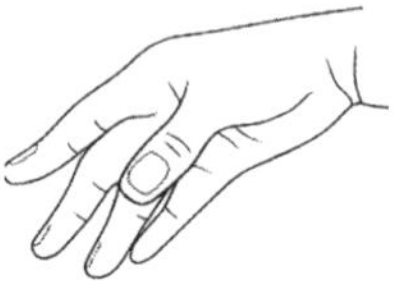

①

やさしくなでる または触って ツボを探します

強く押すとツボがわかりにくくなるので、あくまでやさしく。

②

ここだと思った ツボにサインペン で印をつけます

慣れるまではサインペンや蛍光ペンなどで探したツボに印をつけます。こうすると据えるときに迷いません。

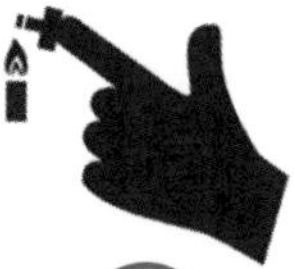

③

指先に お灸を貼って 火をつけます

お灸のシールをはがし、指先に貼り付けて火を点けます。こうするとライターの火が直接当たらないから安心です。

④

印をつけたツボに お灸を据えます

だんだん温かくなってきて最後は「ピリピリ」または「熱く感じたら」終了です。時間にして3分くらい。

⑤

注意しながら お灸を外します

台座も熱くなっているのでお灸を外すときには少し注意を（手を濡らすと楽です）。お灸は水を張った灰皿などに捨てましょう。

【お灸を据えるときの注意】

- ◉ 自分の意思でお灸を外すことができない場合や、発熱時は行わないようにしてください。
- ◉ 顔面部、粘膜、湿疹、かぶれ、傷口のある部位にはお灸を据えないでください。
- ◉ 糖尿病など病気等で温感がわかりにくい方、妊娠中の方は専門家にご相談のうえ、慎重に行ってください。

＼おススメ／

【据える場所】

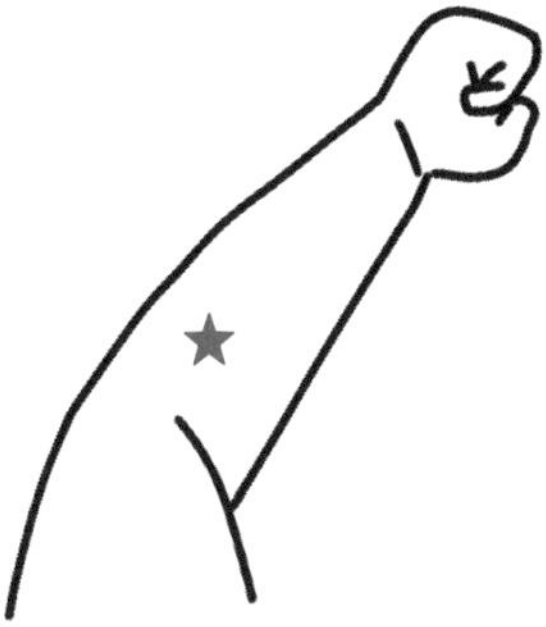

肩コリには手三里《てさんり》

肘を曲げたときにできるシワの外側から手首の方に向かって指3本分あたり。握手するくらいの力で握ってもズーンと響きます。肩がこってすっきりしないときに据えてみましょう。

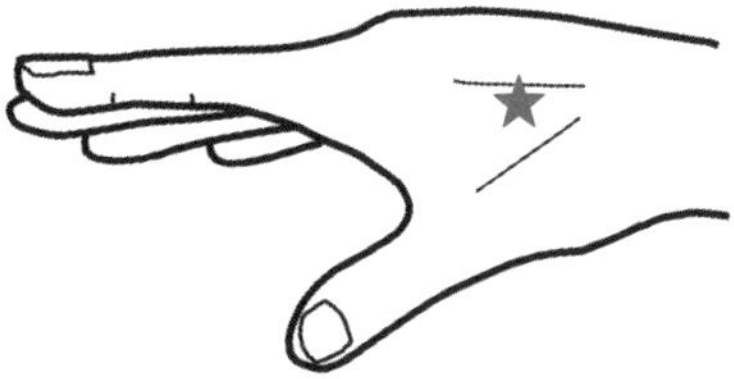

ストレスには合谷《ごうこく》

お灸を始めるならまず据えたいツボのひとつ。手の親指と人差し指の間の水かきあたりで、人差し指側の骨の際のくぼみ。上半身の気の巡りをよくするツボなのでストレスがたまったときに。

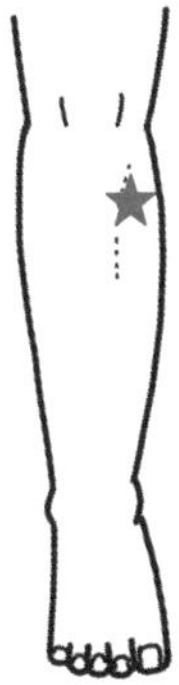

むくみには陰陵泉《いんりょうせん》

膝の内側の下はすねの骨があります。すねの内側で骨のカーブがきつくなっているところです。ちょうど足三里の反対側。足がむくんですっきりしないときに。

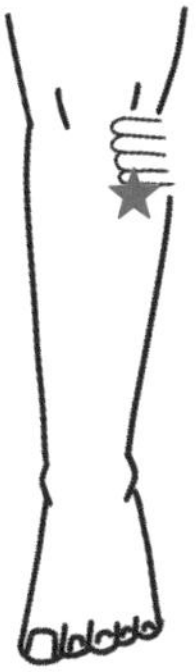

疲れには足三里《あしさんり》

足を伸ばすと膝の皿の下に内外2つのくぼみが出ると思います。その外側のくぼみから指4本分くらい下がったあたり。疲れたときに据えると格別です。

すきさんの推し灸

これからはじめてお灸を据える方にも使いやすい、私の推し灸をご紹介します。
好みに合わせて、選ぶご参考になさってください。

とりあえずお試し

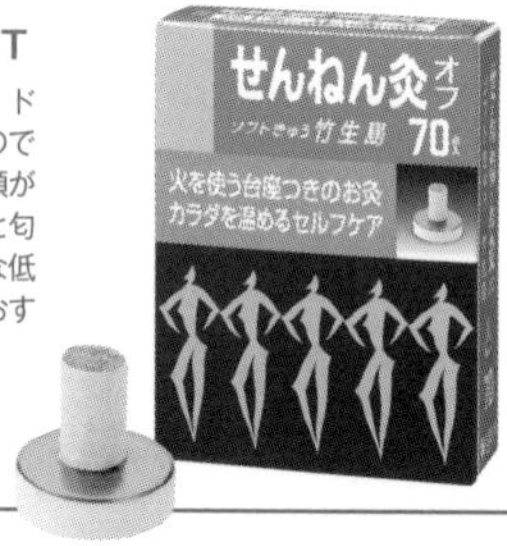

せんねん灸オフ ソフトきゅう竹生島

ソフトでおだやかな温熱が特徴。熱さが苦手な人や肌が敏感な人にも。¥1,331(70個入り)／せんねん灸

https://www.senneng.co.jp/

◎すきさんの推しPOINT

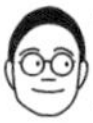

台座型のお灸のパイオニア。ドラッグストアで売っているので手に入りやすい。お灸は種類がいろいろありますが、基本は温度と匂いの違いなので、まずはこのような低めの温度のものからはじめるのがおすすめ。煙はややあり。

火を使わず貼るだけ

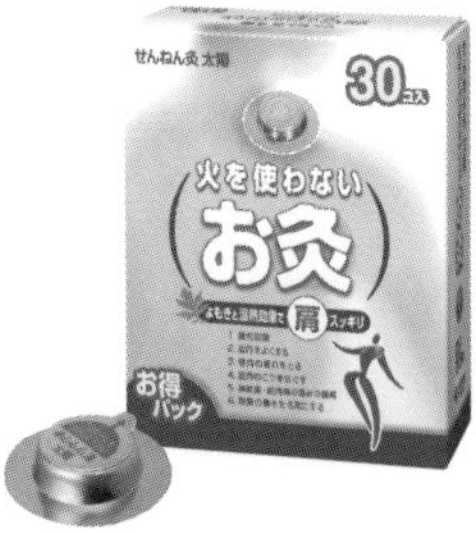

火を使わないお灸

丸い形の「太陽」とカイロタイプの「世界」の2タイプ。温熱効果が約3時間持続。¥2,662（太陽・30個入り）／せんねん灸

◎すきさんの推しPOINT

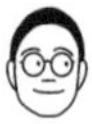

燃えているものを体にのせるのは抵抗があるという方に、おススメのお灸がこちら。火を使わないで空気と反応させることで温まるタイプのお灸。冬場など冷えやすい部位に貼っておくと長時間温かさがキープできます。外出時にも使えて便利。

煙たくない

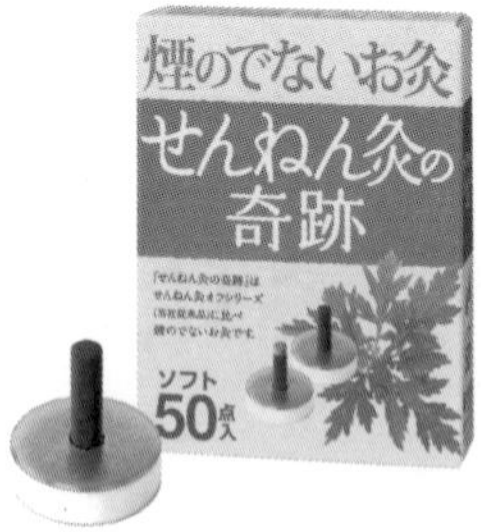

煙のでないお灸 せんねん灸の奇跡

煙もにおいも少ないお灸。温熱のおだやかなソフトのほか、レギュラー、ハードのタイプもあり。¥1,518（ソフト・50個入り）／せんねん灸

◎すきさんの推しPOINT

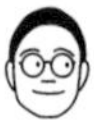

炭状に加工したお灸を台座に貼り付けたせんねん灸の奇跡。煙がほとんど出ないのでご家族で煙が苦手な人がいる場合はこちらをおススメします。火が付くのに少し時間がかかるのと、温度はやや上がります。まずはソフトタイプからお試しください。

バランスよし

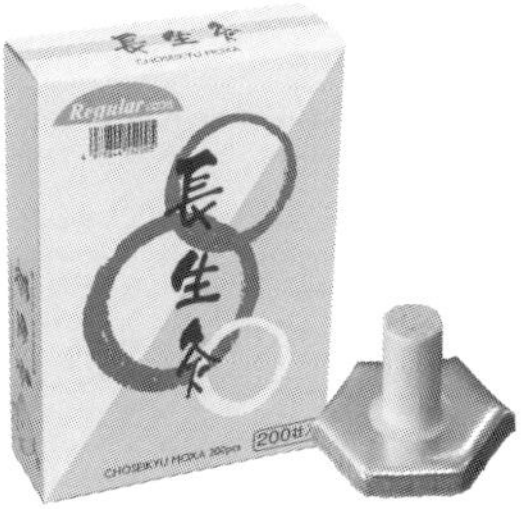

長生灸

ソフト、ライト、レギュラー、ハードと温度帯の違う4タイプがあり。¥3,146（レギュラー·200個入り）／山正

https://moxa.net/

◎すきさんの推しPOINT

山正から出ている台座灸のシリーズ。お灸はシール付きのシートに並んでいるので、必要な分をはがしたら肌に貼ってすぐ使えます。煙が少なくて使いやすいので誰にでもおススメしやすいお灸。

いっぱい据えたい

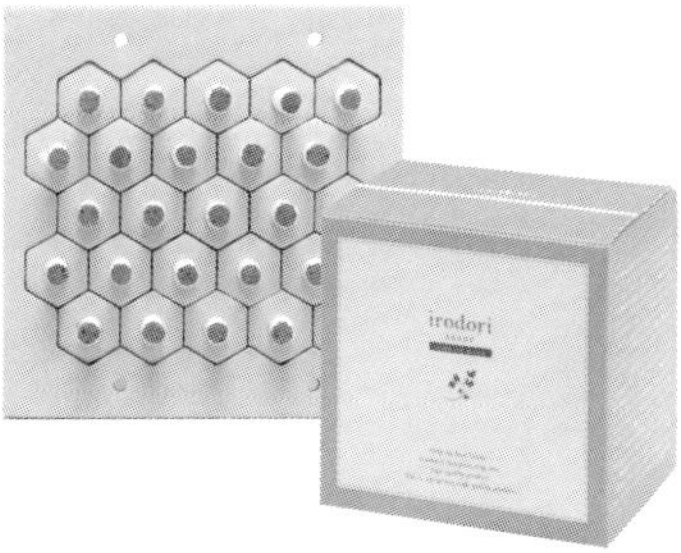

irodori AKANE台座灸

ライト、レギュラーと温度の違う２種類のラインアップ。¥1,562（ライト・200個入り）／トワテック

https://www.towatech.net/

◎すきさんの推しPOINT

トワテックから出ている台座灸のシリーズ。１シートに25個のお灸がついていて、値段がお安い。お灸とシートの接着がしっかりしているので持ち運びたい人や、慣れてきてたくさん据えたい人にはおススメ。

じっくり据えたい

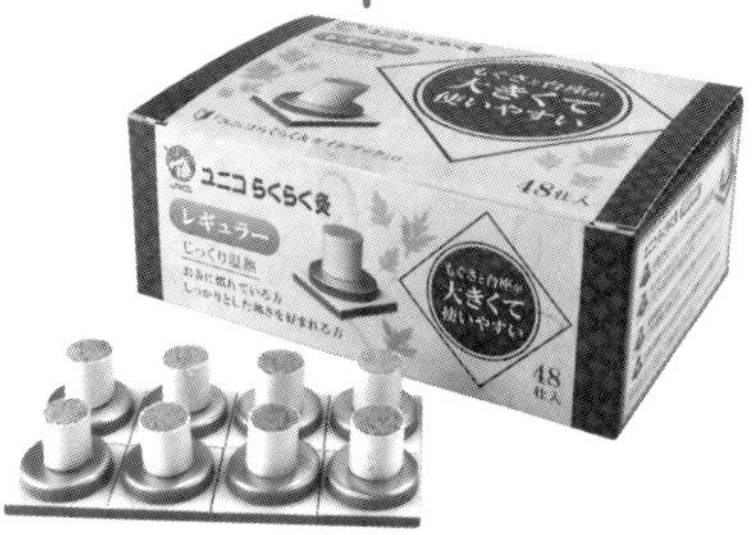

ユニコらくらく灸

ソフト、レギュラー、ハードと温度帯の異なる３種類。¥1,320（レギュラー・48個入り）／日進医療器

https://www.nissin-iryouki.jp/product/yomogi

◎すきさんの推しPOINT

日進医療器の台座灸のシリーズ。もぐさと台座がとにかく大きい。煙は多いが燃焼時間が長いので普通の台座灸でコリがとれない人やゆっくり据えたい人におススメ。台座が大きいので取り回しがらくらく。

プレゼントに

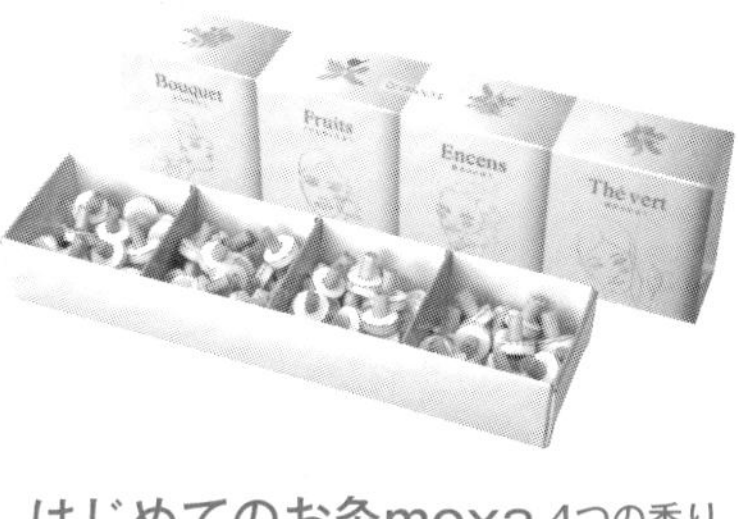

はじめてのお灸moxa 4つの香り

はな、くだもの、香木、緑茶の４つの香りをセット。¥2,200（４種類各25個入り）／せんねん灸

◎すきさんの推しPOINT

せんねん灸から出ている入門用のお灸シリーズ。温熱はおだやか。お灸の中にお香が仕込んであり、お灸とともによい香りが部屋に広がります。パッケージがかわいいのでプレゼント用にもおススメ。

著者紹介 **すきさん**

本名・鋤柄誉啓（すきから たかあき）。鍼灸師。京都市の「お灸堂」院長。全国でも数少ないお灸と養生の専門サロンとして、府外からも多くの来院者が訪れている。施術や指導の傍ら、アカウント名「すきさん」としてすぐできて毎日続けられる簡単で心地よい養生法、養うための心のあり方のヒントをTwitterで発信。メディアでも注目を集める。監修書に『きょうの灸せんせい』（秋田書店）がある。

Twitter　@sukikara_okyudo

https://okyudo.com/

イラスト　すきさん

カバー・本文デザイン　小林昌子

すぐできて、体が整う 手当てと習慣 150

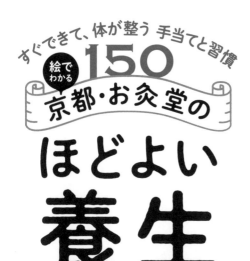

絵でわかる 京都・お灸堂の

ほどよい養生

2021年12月28日　第1刷発行

2022年12月 6 日　第4刷発行

著者　すきさん

発行人　土屋 徹

編集人　滝口勝弘

編集担当　室川円香

発行所　**株式会社Gakken**

〒141-8416

東京都品川区西五反田2-11-8

印刷所　中央精版印刷株式会社

この本に関する各種お問い合わせ先

本の内容については、右記サイトのお問い合わせフォームよりお願いします。	https://www.corp-gakken.co.jp/contact/
在庫については	Tel 03-6431-1250（販売部）
不良品（落丁、乱丁）については	学研業務センター 〒354-0045 埼玉県入間郡三芳町上富279-1 Tel 0570-000577
上記以外のお問い合わせは	Tel 0570-056-710（学研グループ総合案内）